デトックス&脂肪燃焼 ダブル効果でやせる!

朝ジュース×夜スープダイエット

藤井香江
Kae Fujii

講談社

はじめに

今から16年前、私は半年で20kgのダイエットに成功し、その経験をもとに『酵素たっぷりで「やせ体質」になる！「朝ジュース」ダイエット』という本を2011年に出版しました。その後、多くの反響をいただき、「太らない食生活についてもっと知りたい」という声に応えて執筆したのが本書です。

本書のテーマは、からだの機能やリズムを知り、朝と夜の食習慣を改善することで、一生太らないからだを手に入れることです。朝ジュースダイエットを実践したけどなかなかやせないという方、どんなダイエットもうまくいかないという方、あと２〜３kgがどうしても落ちないという方、ダイエットの知識はあっても毎日忙しくて実行できない方などに向けて、朝と夜の食習慣を改善することで、より効率的にやせる方法を提案しています。

私自身、朝ジュースダイエット成功後、仕事で帰宅が遅く、夕食を摂れるのは夜9時から10時前後という生活が続き、体重のコントロールがうまくできない時期がありました。たいして食べていないのに体重が増え、食べることへの恐怖心さえ生まれ、何をしてもやせないという状況に陥ったのです。そのときに試してみたのが、野菜たっぷりの「夜スープ」。結果は、どうしても落ちなかったあと３kgの体重が、なんと２週間で落ちたのです！　野菜の栄養がいかに大切か、そして夜の食事がダイエット成功のカギを握るということを再認識した出来事でした。昨年は子供を出産し、妊娠中のつわりや体重増加、産後太りも経験しましたが、「朝ジュース×夜スープ生活」のおかげで、産後１ヵ月で体重は元どおり。改めて朝ジュースと夜スープの効果を実感しました。

太らないからだづくりの基本は、栄養バランスです。美しく健康的にやせるには、からだに必要な栄養素を上手に摂って、それを効率よく消化・吸収することがとても大事なのです。とはいえ、栄養の専門家でない限り、毎日、栄養管理の行き届いた食事を続けることは、とても難しいことだと思います。ただ単に摂取カロリーを減らしたり、特定のものだけを食べるなど、かたよった食生活が続けば、間違いなく太るでしょう。また、食べる量を減らせば、ストレスがたまり、代謝が下がって、もっとやせにくい体質になってしまいます。その点、「朝ジュース×夜スープダイエット」は、やせるために必要な野菜とフルーツの栄養を手軽に、効率よくたっぷり摂取できるメソッドです。さらに、1日のからだのリズムに合う食べ方なので、代謝が高まり、脂肪が燃えやすいからだになるのです。

この「朝ジュース×夜スープダイエット」のモットーは、無理なく続けられること。私自身の数々の失敗経験から、ゆるいルールを確実に守り、継続することがダイエット成功の秘訣だと実感しています。ですから、このダイエットには「これはダメ」「こうしなければいけない」という厳しいルールはありません。一主婦として、働く女性として、いろいろな文献や先生から学んだことを実生活に生かし、より賢くやせる方法を模索し続けた結果、生まれたダイエットです。より実践的で、わかりやすく、誰でも続けられる方法を心がけ、ようやく形にすることができました。

やせてきれいになるのはもちろん、このダイエットが一時的なものではなく、やせたあともきちんと自分の体重をキープ、コントロールするきっかけになれば、これ以上嬉しいことはありません。私のささやかな願いが詰まったこの本が、みなさまのお役に立てば幸いです。

contents

Part3
2週間で3kgやせる！　短期集中プログラム

Part**5**
ダイエット効果を上げる「悩み解消スープ」

本書のきまり

- 計量の単位は、大さじ1＝15ml、小さじ1＝5ml、カップ1＝200mlです。
- 電子レンジの加熱時間は出力600Wの場合の目安です。
- 材料は、ジュースはコップ1杯分、スープは1皿分です。個数や本数などの分量は目安です。とくに分量が味に影響するものについては、重さ（g）や体積（ml）を並記しています。重さは正味量です。
- ジュースのトッピングや飾りについてはレシピに記載していません。
- かつお節は、かつおの削り節のことを指します。
- 掲載している商品は、2012年6月現在のものです。
- 本書は、一個人のダイエット例をご紹介しています。病気の治療や改善のためのものではありません。

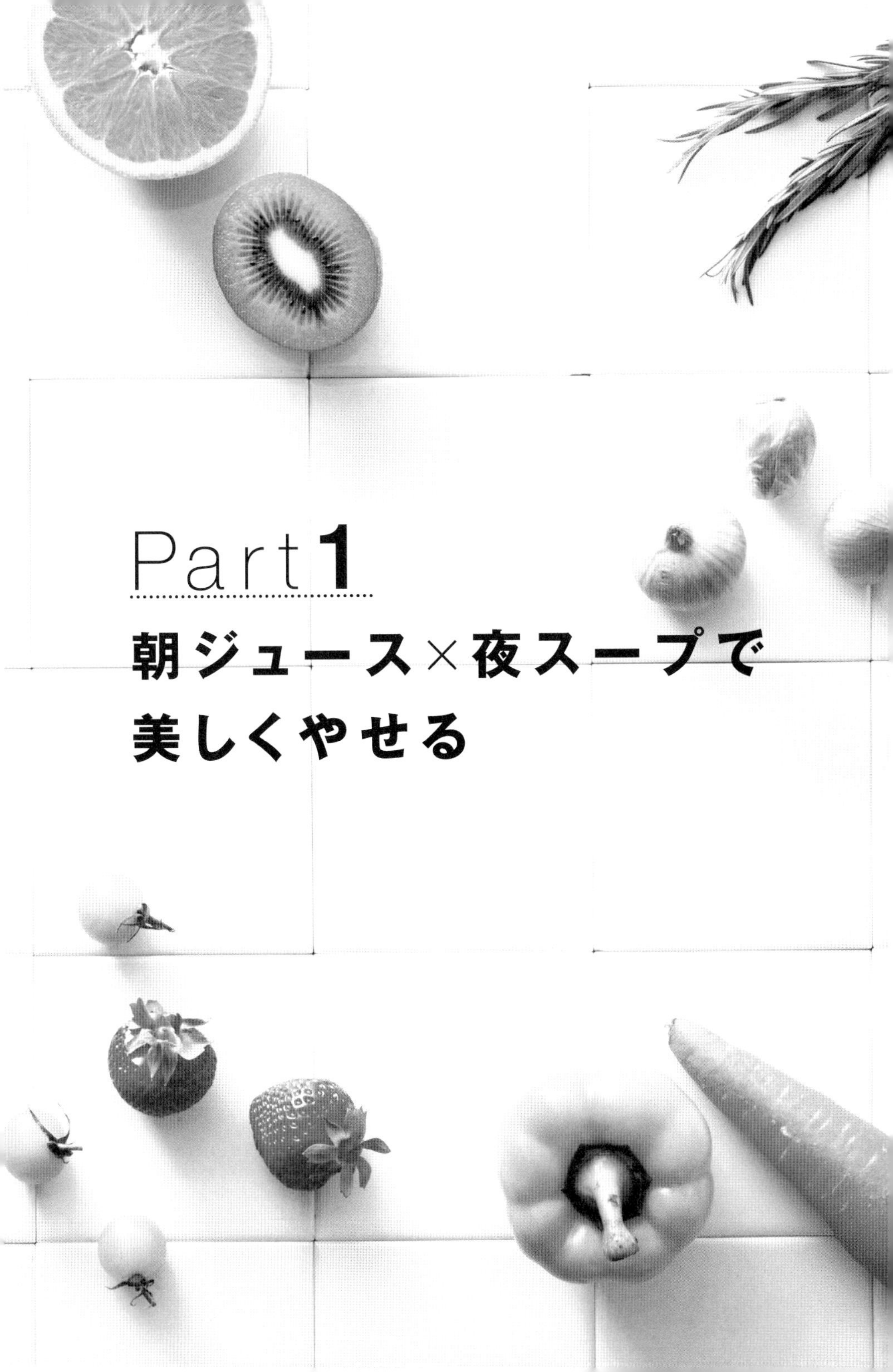

Part 1

朝ジュース×夜スープで美しくやせる

朝ジュース×夜スープで〝やせるからだ〟をつくる

今から16年前、私は毎朝ジュースを飲む生活を半年間続けて、20kgのダイエットに成功しました。しかし、その後、体重をうまくコントロールできない時期がありました。その頃の生活を振り返ってみると、お昼は職場の同僚と外食ランチ、帰宅後の食事は夜９時から10時前後。夜はぐったり疲れて夕食を作るのも面倒で、近所のコンビニでお弁当を買って食べる毎日でした。それでも「私は朝ジュースを飲んでいるから大丈夫」と自分に言い聞かせていましたが、徐々に体重が増え始めて、気がついたらプラス３kg！　それから太ったりやせたりを繰り返す生活を続けるうちに、便秘とむくみに悩まされ、食べていないのに太る、太るのがこわくて食べられない、という状態に陥りました。

夕食は野菜中心の和食がよいと頭では理解していますが、夜遅く帰ってきちんと食事を作るのは、何度トライしても続きません。そこで考えたのが、具だくさんの野菜スープです。私の実家ではいつも具だくさんのみそ汁が食卓にのぼり、それを子供の頃から毎日欠かさず飲んでいた私は健康そのものでした。そのスープの力をもう一度見直してみようと思ったのです。最初は、いつものみそ汁に野菜をたっぷり入れて食べることから始め、やがて大きな鍋で１週間分の野菜スープをまとめて作るようになりました。その結果、便通は３日目で改善。顔のむくみや不眠も解消。どうしても落ちなかったお腹の贅肉とあと３kgの体重が、なんと２週間で落ちたのです。

当時の私は、不規則な食生活のせいで、朝ジュースだけでは野菜の栄養が足りず、脂肪が燃えにくいからだになっていたのです。この経験から、野菜不足を解消することこそ、やせやすい体質になるためのカギだと確信しています。それ以来、朝ジュースに加えて、夜スープも私の食生活の基本になりました。

朝ジュースと夜スープを取り入れれば、これまでのよくない食習慣によってやせにくくなってしまったからだがリセットされ、やせやすい体質に改善されます。この機会に「やせる食習慣」を身につけましょう。

「朝ジュース×夜スープダイエット」の基本のやり方

朝は胃が空っぽのときに生ジュースを飲む

朝は朝食の代わりに野菜とフルーツの生ジュースを飲みましょう。量はコップ１杯（200～300㎖）が基本。生の野菜とフルーツは多くの酵素を含むので、自然に代謝が上がり、やせやすい体質に近づきます。大きなポイントは２つ。酵素は熱に弱いので生で摂ること、そして胃が空っぽの状態で飲むことです。熟したフルーツは自らの食物酵素で消化が済んでいるので、胃に長くとどまる必要はありません。しかし、先に食べたものが胃に残っていると、ジュースが胃を通過できずにフルーツの糖が胃の中で発酵し、消化を妨げる原因になります。

ランチは好きなものでOK!

昼食は好きなものを食べてＯＫです。昼間は消化が活発なので、食べたいものがあるときは昼に食べるのがベスト。朝ジュースと夜スープでは摂りにくいたんぱく質（肉、魚、大豆製品）や炭水化物（米）なども意識して摂ると、栄養バランスが整って美しくやせる力が高まります。減量効果をさらに高めたい場合は、高脂肪・高たんぱくの食事や質の悪い油を使った揚げ物や炒め物などは避けて、酵素を含む生ものやサラダ、発酵食品など、消化のよい和定食を中心に選ぶとよいでしょう。

夜は栄養たっぷりの野菜スープ

夜は、炭水化物やたんぱく質を控えて、具だくさんの野菜スープを食べましょう。やせるための栄養素がたっぷり摂れる野菜スープは､食べれば食べるほど、体内の老廃物や毒素が排出され、脂肪を燃やす力が高まります。さらに、ダイエットの最強食材、にんにくやねぎ類をおいしく補給できるので、朝ジュースと合わせて摂れば、相乗効果でやせる力がぐんとアップ！　夕食の時間は、消化が活発な午後７時前後をめざしましょう。

まず１週間、体質改善なら3ヵ月を目標に

初めは気楽な気持ちで、まず１週間を目安に始めてみましょう。それをクリアできたら、２週間、３週間と継続してみます。ダイエットの目標を達成できたら、夜は徐々にお粥やおかずを増やして普通の食事に戻してもＯＫ。体質改善をするなら、３ヵ月以上を目標に。食べすぎたり、朝ジュースと夜スープを実践できない日があってもあまり気にしなくてＯＫ。続けることが大切です。

やせられない原因は腸の汚れと栄養不足

太る原因はいろいろありますが、一般的には「摂取カロリーが消費カロリーを上回ると太る」といわれています。しかし、それほど食べていないのに太ったり、なかなかやせないという場合は、食事の内容やからだの機能に問題があるのかもしれません。

私は以前、りんごや豆腐だけを食べる単品ダイエットや、１日２食ダイエットなど、極端なダイエットを続けた結果、何度もリバウンドを繰り返す事態となりました。加熱食だけ、あるいは生食だけを食べ続けたら、代謝が著しく下がり、筋肉が落ちて頬がこけてげっそりした印象に……。油を使わない食事ばかりを摂って、ひどい便秘とカサカサ肌に悩まされた時期もありました。そんな私の実体験を踏まえて考えると、やせられない大きな原因は、腸の汚れと栄養不足の２つだと思います。

腸の汚れが脂肪の燃焼を妨げる

高脂肪・高たんぱくの食事や過食が続くと、消化しきれなかった食べものが腸にたまり、それが悪玉菌を増やしたり、腸内で有毒物質を発生させる原因となります。また、食品添加物や残留農薬、汚染された魚介類や水道水、たばこなどに含まれる有害ミネラルなども、私たちは知らず知らずのうちにからだに取り込んでいます。こうした老廃物や毒素、有害物質などの汚れがヘドロのように腸にたまった状態では、いくらからだによい栄養を摂ってもきちんと消化・吸収することができません。代謝を促すために必要なビタミンやミネラルも吸収できず、脂肪燃焼を促す酵素の働きも悪くなってしまいます。その結果、脂肪燃焼が妨げられ、太りやすくなってしまうのです。さらに、腸の汚れは血液に吸収されてからだの各器官に運ばれ、肝臓の解毒機能も低下してしまいます。そうなると、ますます毒素や有害物質を排出する力が弱くなり、代謝が落ちて脂肪が燃焼されにくくなります。

最近は市販のドレッシングや調味料、インスタント食品など、便利な商品がたくさん出回っているので、ついそういうものを使いがちになるもの。しかし、そういう加工食品には化学合成の食品添加物を含むものが多いのです。現代の生活では、食品添加物をはじめ残留農薬、有害ミネラルなどの有害物質を完全に排除するのは難しいものです。1日の食事で摂る量は微量でも、10年、15年とデトックスを意識せずに同じ生活を続ければ、体内は毒素でいっぱいになり、何をしてもやせない、太りやすい体質になってしまうのです。

栄養不足が脂肪の蓄積を招く

やせない原因の2つ目は栄養不足です。からだに必要な栄養素が不足すると、当然、代謝は上がりません。冷凍食品やコンビニ食など、高脂肪で栄養バランスの悪い食事を続けると、代謝を上げるために必要な栄養素が不足し、太る原因になるのです。とくに野菜に含まれるビタミンやミネラルは代謝を助ける働きがあるので、これらの栄養素が足りなくなれば脂肪をスムーズに燃やすことができず、余った脂肪はからだに蓄積されてしまいます。

また、欠食や少食によって栄養不足に陥ると、からだは飢餓状態だと勘違いをして脂肪を蓄えようと働き、脂肪はどんどん増えていってしまいます。栄養不足はからだにとって大変な事態なので、からだは自らを守るために、脂肪燃焼どころか、不要な脂肪までもため込もうとしてしまうのです。

やせやすいからだを手に入れるには、まず腸をきれいにすること、そしてやせるために必要な栄養素をきちんと摂ること。この2つは、美しく健康的にやせるために欠かせない、大切な要素なのです。

デトックス＆脂肪燃焼で
やせられない原因を解消

よくない食習慣でやせにくくなってしまったからだを改善して、効率よくやせるにはどうしたらよいのでしょうか。大切なのはデトックス、脂肪燃焼という２つのステップを踏むことです。

Step1 デトックス

まず、体内にたまった老廃物や毒素、有害物質をしっかり出すことから始めましょう。P12で説明したとおり、からだに老廃物や毒素などがたまると、内臓の働きが鈍くなり、脂肪を燃焼させる力も低下します。

私は食生活が乱れて体重のコントロールがうまくできなかったときに、病院で腹部のレントゲンを撮ったことがありますが、そのときの衝撃がいまだに忘れられません。腸の中が白い蜘蛛の巣のようなもので覆われ、その間から黒い影が見え隠れしていました。白く写っていたのは２kg以上の宿便、黒い影はガスです。この状態では、明らかに腸本来の機能が果たせません。必要な栄養素が吸収されず、体調がすぐれないのも当然です。脂肪燃焼を促す栄養素を摂っても吸収されないので、何をしてもきれいにやせることはできません。それ以来、ダイエットをするときは、まず腸の浄化＝デトックスを意識するようになりました。

さて、その改善方法は、腸でいい便をつくる食材やデトックス効果のある栄養素を積極的に取り入れることです。具体的には、腸内の毒素を吸着して便と一緒に排出する食物繊維（ごぼう、れんこん、りんご、きのこ類、海藻など）、有害物質を包み込んで体内に吸収されないようにする食材（長ねぎ、玉ねぎ、にら、にんにくなど）、解毒力を高める食材（ブロッコリー、キャベツ、大根、アボカドなど）、いい便をつくる水分、良質な油など。なかでも食物繊維はとくに重要。便のかさを増やして便秘を解消し、善玉菌が育ちやすい腸内環境をつくる働きもあります。

また、体内で活性酸素が過剰に発生すると、細胞組織が傷つけられ、毒素をため込みやすい状態になってしまいます。活性酸素の働きを抑えるために、抗酸化物質（ファイトケミカル）を摂ることも大切です。

私の経験では、デトックス効果の高い朝ジュースと夜スープを１週間続けると、体内の老廃物や毒素がおおかた排出されると感じています。

Step 2 脂肪燃焼

デトックスで老廃物や毒素を取り除いたからだは、消化吸収能力がアップして、からだに必要な栄養素を取り込み、脂肪を燃やす準備ができています。このタイミングで脂肪を燃焼させる栄養素を充分に摂れば、効率的にやせることができるのです。とくに、血行を促して体温を上げる赤唐辛子のカプサイシン、血液の循環をよくして脂肪燃焼を促すねぎ類のアリシン、体温を上げて代謝を高めるしょうがのジンゲロールなどを積極的に摂りましょう。また、野菜は代謝に必要なビタミンやミネラル、食物繊維を多く含むので、さまざまな種類の野菜をたっぷり摂ることが脂肪燃焼効率を高めるポイントです。

本来、人のからだは食事を摂るとぽかぽかと温かくなります。これは食事誘導性熱代謝といって、食事によって交感神経の働きが活性化し、血行がよくなって体温が上昇すると考えられています。体温が上がると代謝が活発になり、全身の細胞に栄養が行き渡り、脂肪の分解や燃焼が促進されるといわれます。ところが、私はある時期とても冷え性で、食事を摂ってもからだが温まると感じたことはほとんどありませんでした。そこで考えたのが、脂肪燃焼食材を強制的に取り入れる方法です。脂肪燃焼食材をつけたオイル（P112参照）を毎晩、調味料代わりに加え始めたところ、次第にからだがぽかぽか温まるようになり、あっという間に、なかなか落ちなかったあと２kgの体重がスルスルと落ちました。

まず「デトックス」で体内循環をよくすること。そして脂肪を燃やす食材で「脂肪燃焼」効率をアップすること。この２ステップこそが、余分な脂肪や毒素を体内にため込まず、脂肪が燃焼しやすいからだをつくる秘訣なのです。

酵素の働きと1日のからだのリズム

酵素は、食べたものを消化したり、その栄養をエネルギーに変えたり、脂肪を燃やしたり、老廃物を排出するなど、すべての生命活動に欠かせない存在。大きく分けると、体内にある「潜在酵素」と食事によって取り込まれる「食物酵素」の２つがあります。潜在酵素は必要に応じて消化酵素として働いたり代謝酵素として働いたりするため、消化に負担のかかる食事をすると消化酵素が浪費され、代謝酵素の働きが悪くなります。その結果、代謝が滞り、脂肪を燃やすことができず、太りやすくなるのです。

そこで必要なのが食物酵素の力です。食物酵素は生の食品や発酵食品などに含まれ、消化酵素をサポートして代謝酵素を活発に働かせ、代謝を高めます。しかし、酵素は熱に弱く、48℃以上の加熱で壊れてしまうものが多いので、生で摂ることが最大のポイント。野菜やフルーツの生ジュースなら、食物酵素をたっぷり効率よく補給でき、消化に負担をかけないので、スムーズに代謝を上げることができるのです。また、酵素の働きを助けるビタミンやミネラルも同時に摂れるので、からだの機能が活性化され、自然とやせやすい体質へと改善されます。

酵素栄養学では、体内の酵素の働きによって１日24時間を３つに分けて考えます。まず、午前４時から正午までは代謝酵素がメインで働き、不要なものを出す「排泄の時間」。この間に消化に負担のかかる固形物などを摂らないことで、排泄が促されます。正午から午後８時までは「栄養補給と消化の時間」といわれ、この間に必要な栄養を摂ると消化酵素が活発に働き、取り込んだ栄養をしっかり消化することができます。午後８時から午前４時までは「吸収と代謝の時間」で、代謝酵素が働いて細胞の修復や新陳代謝を行い、翌日の活動の準備をします。この間は、消化のよい食事を摂ると代謝酵素の働きが活性化し、代謝が高まります。効率よくやせるには、この１日のからだのリズムに従った食生活をすることが重要。朝ジュースと夜スープは、滞った代謝を改善し、脂肪が燃えやすいからだをつくる最高の組み合わせなのです。

朝ジュースがダイエットに効く理由

食物酵素で代謝アップ！　ビタミン、ミネラルの宝庫

朝ジュースの一番の目的は、生の野菜やフルーツの食物酵素をたっぷり摂り、代謝を活発にすることです。食物酵素は生魚や生肉、発酵食品にも含まれますが、消化に負担をかけず、効率よく酵素を補うには生の野菜やフルーツのジュースが最適です。また、野菜やフルーツには酵素の働きを助けるビタミンやミネラル、腸をきれいにする食物繊維、美容や健康の敵である活性酸素の働きを抑える抗酸化物質（ファイトケミカル）なども含まれます。これらを一度に摂れるジュースは、まさに美しくやせるための栄養ドリンクといえるでしょう。

消化がよく、栄養の吸収がスムーズ

野菜やフルーツには細胞壁とよばれる部分があります。細胞壁は人間の消化力では分解することができないため、その中にあるビタミンやミネラルを充分に吸収することはできないといわれています。野菜やフルーツを細かく砕いてジュースにすれば、細胞壁が壊れて栄養素の吸収率が格段にアップ。そのまま食べるよりも消化がよいので、代謝を上げるには最適の方法です。また、ファイトケミカルなどの栄養は皮や茎に多く含まれるので、皮ごとジュースにすることで、より多くの栄養を取り込むことができます。

血糖値が急上昇しないから太りにくい

食事で糖質を摂ると血糖値が上昇し、インスリンというホルモンが分泌されて糖分がエネルギーとして筋肉や肝臓に取り込まれます。それでも余った糖分は脂肪細胞に送り込まれます。血糖値が急上昇すると大量のインスリンが分泌されて多くの糖分が脂肪細胞に取り込まれ、肥満の原因になってしまいます。野菜やフルーツのジュースに豊富に含まれる食物繊維は血糖値の上昇をゆるやかにして、脂肪の蓄積を防いでくれるのです。

朝の排泄を助け、エネルギーを補給

酵素栄養学では朝は「排泄の時間」と考えます。この時間帯は消化に負担のかかる炭水化物やたんぱく質などの固形物を避けるのが理想。酵素や食物繊維がたっぷりの生ジュースを飲めば、腸内の掃除をしながら、排泄を促すことができるのです。また、フルーツに含まれる果糖などから脳の栄養になる糖分を摂ることができるので、朝の活動エネルギーはジュース１杯で充分補えます。

夜スープがダイエットに効く理由

便通を改善して毒素を排出

本来は体外に出ていくはずの便が腸内にたまると、腸内で発生した有毒物質や有害ミネラルなど代謝を下げる物質が体内に吸収されて、肥満や体調不良の原因になるといわれています。大量の食物繊維が含まれる夜スープは、腸を刺激して便通を改善。腸がきれいになれば血液もきれいになり、全身の細胞が活性化します。また、体内に蓄積した毒素を排出し、活性酸素の働きを抑えるビタミンやミネラル、ファイトケミカルなども豊富。夜スープは食べれば食べるほど代謝が高まり、脂肪が燃えやすくなるのです。

消化のよいスープで代謝アップ！

夜は消費カロリーが少なく、脂肪をためやすい時間帯。いかに夕食をコントロールするかが減量成功のカギともいえるでしょう。酵素栄養学では夜８時から午前４時までは「吸収と代謝の時間」といわれ、消化に時間のかかる炭水化物やたんぱく質を控えて低カロリー食を意識することが大切。その点、多くの野菜を煮込んだスープなら、低カロリーで消化吸収がよいうえに、スープに溶け出した栄養素もまるごと摂取できるので、無理なく代謝が上がり、脂肪が燃えやすくなります。

脂肪燃焼効果の高い食材が摂れる

赤唐辛子やにんにく、長ねぎ、玉ねぎなどは脂肪燃焼を促進する働きがあり、積極的に摂りたい食材です。しかし、朝ジュースではこれらの食材を摂りにくいのが難点。スープならこれらの食材を使って、おいしい脂肪燃焼メニューが作れます。また、加熱することでかさが減るので、野菜をたくさん食べられるのもメリットです。

手間がかからないからダイエットが長続きする

夜スープは一度にまとめて作って保存ができるので、食べるときに電子レンジで温めるだけでＯＫ。忙しい夜でもすぐに食べることができるので、ダイエットが長続きしない方にもおすすめです。また、具だくさんの野菜スープは食べ応えがあり精神的にも満たされるので、ダイエット失敗の原因のひとつ、ストレスによるドカ食いを防止することができます。体調不良のときは、その症状の回復に効果のあるスープを食べれば、途中で断念することなくダイエットを成功に導くことができます。

朝ジュース×夜スープの相乗効果

1日のからだのリズムに合う食べ方ができる

効率よくやせるには、1日のからだのリズムに合った食べ方をすることがポイントです。「排泄の時間」である朝は消化に負担のかかる固形物などを避けて排泄を促し、「吸収と代謝の時間」である夜は消化がよく栄養豊富な食事で代謝を高めることが大切。酵素や食物繊維がたっぷりの朝ジュースと、野菜の栄養が豊富な夜スープの組み合わせは、からだのリズムに合う、最も減量効果が得やすい食べ方なのです。どちらか一方でも代謝を高める効果はありますが、朝ジュースと夜スープを組み合わせることで、より大きな効果が得られ、脂肪が燃えやすくなります。また、食べたいものがあるときは、「栄養補給と消化の時間」にあたる正午から夜8時までに食事を終えれば、やせるための代謝活動の妨げにはなりません。食事時間によって食べるものをコントロールすることが、やせるための第一歩です。

1日に必要な野菜とフルーツが朝と夜で摂れる

厚生労働省は、健康のための1日の野菜の摂取量は350g、フルーツは200gを目標としています。これは、野菜なら両手にいっぱい、フルーツなら片手にいっぱいの量に相当します。美しくやせるには健康が第一。しかし、これだけの量を毎日欠かさずに摂るのはとても大変なことです。その点、朝ジュースと夜スープなら、多くの食材を合わせて摂れるので、目標量を難なくクリア。さらに、素材の栄養素を充分に補えるので、健康的にやせることができるのです。

生食と加熱食をバランスよく摂れる

美しくやせるには、生食と加熱食のバランスが重要だといわれています。生食だけ、加熱食だけでは、摂れる栄養素にかたよりがあり、スムーズに代謝が上がりません。たとえば、水溶性ビタミンのビタミンB群、C、酵素などは熱に弱く、加熱によって栄養が減少してしまうので、生で摂りたい栄養素です。一方、脂溶性ビタミンのビタミンA、E、Kなどは熱に強く、油と一緒に摂ることで吸収率が上がるので、加熱調理に向いています。つまり、朝ジュースでは熱に弱い野菜やフルーツの栄養素を摂り、夜スープでは熱に強い野菜の栄養素を摂れば、ダブル効果でやせるために必要な栄養を補給できるのです。生食と加熱食の理想のバランスは1対1といわれています。昼食でバランスを調整すると、より効果的です。

朝ジュース×夜スープ生活

基本コース

朝ジュース×夜スープダイエットの
詳しいやり方をご紹介します。

まずは１週間を目標に続けてみましょう。１週間継続することで、体内の毒素や老廃物が排出され、やせるからだの準備が整います。ここを乗り切れば、２週間、３週間とさらに続ける意欲も高まるでしょう。

朝は１杯の常温水と生ジュースを飲む

寝起きのからだは脱水ぎみの状態なので、まず刺激の少ない常温水で水分を補給し、血行を促します。

朝ジュースはコップ１杯（200～300ml）が基本ですが、飲みたいだけ飲んでもＯＫ。ジュースだけではどうしても足りないという場合は、カットフルーツを添えたり、栄養豊富な玄米などのおにぎりを食べることをおすすめします。ただし、おにぎりやパンなどの炭水化物を食べるときは、腸内での腐敗を避けるために、ジュースが胃を通過するまで30分以上は時間をあけるようにしましょう。

間食はしてもOK

昼食の前にお腹がすくときは、噛むことで空腹を満たせるガムや昆布菓子などの間食がおすすめ。昼食の前はお腹にたまりやすいものは避けましょう。昼食で食べる量が少なくなると、反動で夕食を食べすぎたり、間食を繰り返すという負のスパイラルに陥ります。

ランチは好きなものを自由に食べる

昼は消化酵素が働く時間帯です。好きなものを自由に食べましょう。ただ、ダイエット効果をさらに高めたい場合は、高脂肪・高たんぱくの食事や質の悪い油を使った揚げ物や炒め物などは避けること。食物酵素を多く含む生ものや発酵食品、消化のよい和定食などを選び、多種多様な食材をバランスよく食べるとよいでしょう。

おやつは選んで食べる

小腹がすいたら、栄養豊富なドライフルーツやナッツ類、豆乳などがおすすめです。どうしても甘いものが食べたいときは思いっきり甘いもの、たとえば甘納豆などを少量食べると、精神的にも満足感が高まり、ダイエットを継続しやすくなります。また、低カロリーなところてんや寒天ゼリーなどもおすすめです。

夕食は具だくさんの野菜スープを食べる

スープは1皿（300〜400ml）が目安ですが、お腹いっぱいになるまで食べてもOK。具だくさんの野菜スープなら、低カロリーで消化がよく、やせるための多くの栄養がたっぷり補えます。野菜スープだけではお腹がすく場合は、最初にサラダや発酵食品の納豆やキムチを食べたり、豆腐やこんにゃくでボリュームを出したり、栄養バランスのよい玄米ご飯などを加えるとよいでしょう。夕食の時間は、「栄養補給と消化の時間」にあたる午後8時がタイムリミット。それ以降に食べる場合は、量を少なめにしたり、あっさり味の野菜スープなど消化器官に負担をかけないものを選びましょう。

午前0時までに就寝

遅くとも午前0時までには就寝しましょう。質のよい睡眠が酵素の量を増やしてくれます。また、若返りや代謝を促す成長ホルモンは夜10時から深夜2時までの間に分泌されるそうです。ダイエット中は、日付が変わる前に就寝することを習慣にしましょう。

アルコールは控えめに

アルコールの過剰摂取は、代謝を悪くする大きな原因のひとつ。ワインをグラス1杯くらいであればリラックス効果が得られますが、ダイエット中は、それ以上の摂取は控えましょう。

column

朝ジュースと夜スープだけでは足りないときは……

朝ジュースと夜スープだけではもの足りないときは、がまんしなくても大丈夫です。プラスするものを選べば、ダイエット効果がさらにアップします。

朝ジュースに使う水の代わりに、イライラ解消効果もある炭酸水を加えたり、豆乳で代用すれば、脂肪の燃焼が高まり、お腹にもたまります。また、食べ応えが欲しいときは、野菜サラダを添えたり、野菜メインのジュースにカットフルーツを1皿添えてもよいでしょう。

夜は、食物繊維が豊富でお通じの改善にもよい玄米おにぎりをプラスするのがおすすめ。また、かぼちゃや大根、にんじんなどの根菜類、こんにゃく、低カロリーでデトックス効果のあるきのこ類や、ひじき、昆布などの海藻類を常備しておいて、スープの具材として加えると食べ応えがアップします。こうした具材をスープに加える場合は、電子レンジなどであらかじめ加熱してから加えると、スープの味を損なうことなく、簡単にボリュームを増やすことができます。

ジュースにプラス

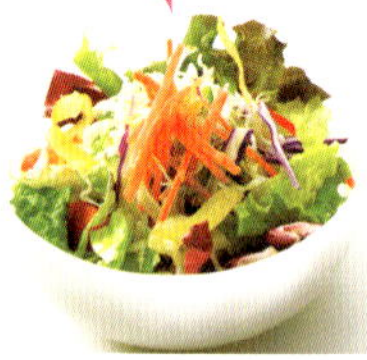

野菜サラダ

生野菜には酵素や抗酸化物質が豊富。ドレッシングはレモン、オリーブ油、塩で作るなど、化学調味料無添加を心がけて。

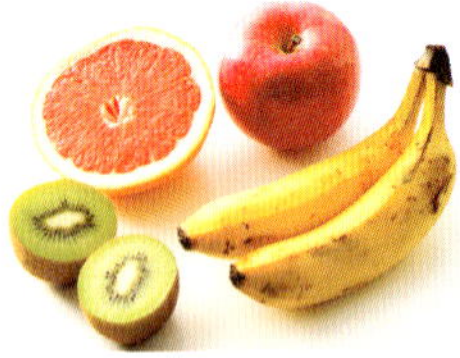

フルーツ

酵素の多いキウイ、パイナップルやバナナ、栄養バランスのよいりんごのほか、栄養価が高くて新鮮な旬のフルーツを添えて。

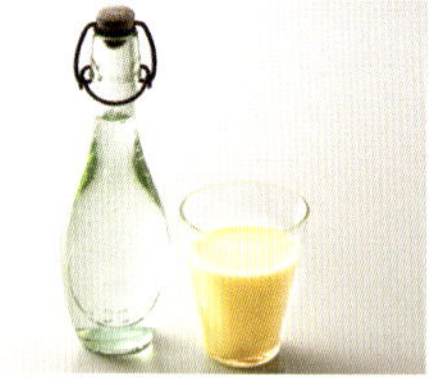

豆乳・炭酸水

脂肪の蓄積を防ぎ、抗酸化力のある豆乳や、空腹感を解消したり血行を促す炭酸水をプラス。

スープにプラス

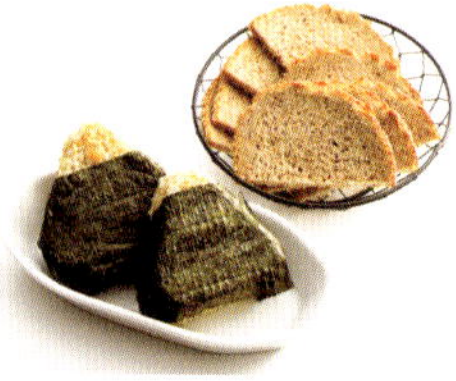

雑穀や玄米、全粒粉やライ麦のパン

未精製の穀類はビタミンやミネラルを含むうえ、豊富な食物繊維が血糖値の急上昇を防ぐ。デトックス効果も期待できる。

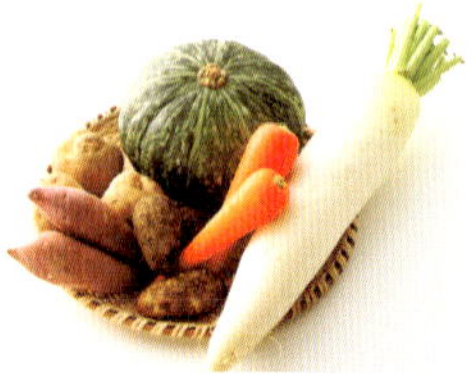

芋類・根菜類

主成分は糖質で、エネルギー源となる。栄養価が高く、からだを温める働きがあるほか、豊富な食物繊維が糖質や脂質の吸収を抑制する。

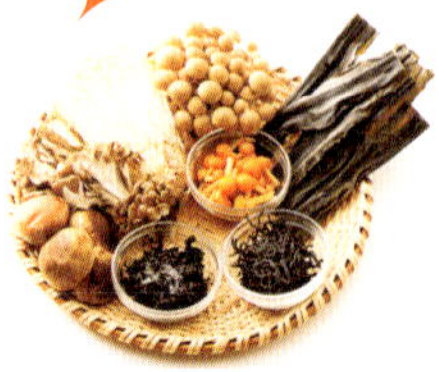

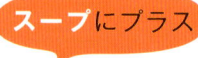

きのこ類・海藻類

低カロリーで、代謝に欠かせないビタミンやミネラルが豊富。老廃物を体外に排出する食物繊維や、水分代謝を促すカリウムも含む。

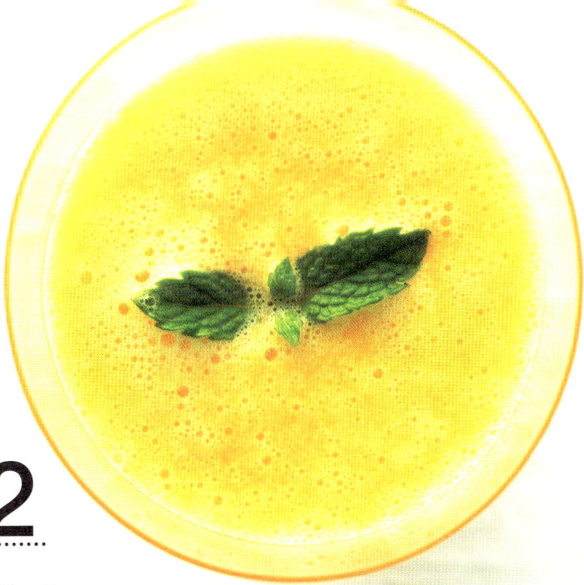

Part 2

始めよう！
朝ジュース×夜スープ生活

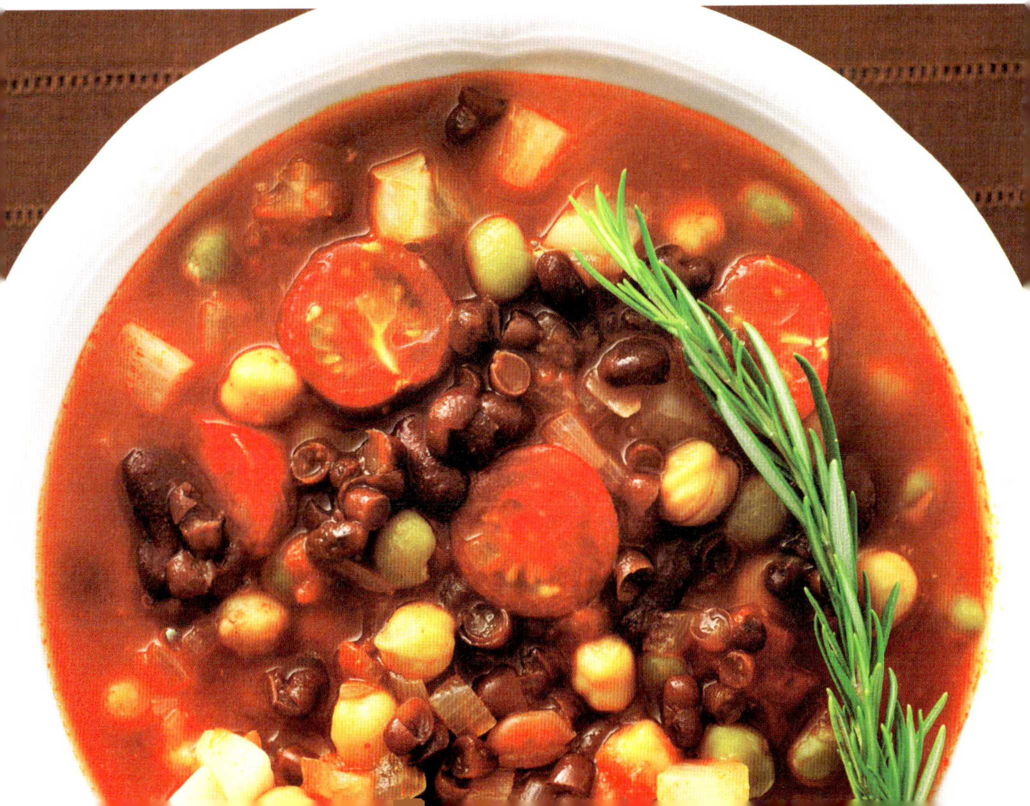

朝ジュース×夜スープ生活のポイント

ダイエットは、続けることが何よりも大切です。朝ジュース×夜スープ生活のポイントさえ押さえておけば、無理なく続けることができるはずです。

Point1 朝食を1杯のジュースに、夕食を1皿のスープにかえよう

朝ジュースはコップ1杯（200～300ml）、夜スープは1皿（300～400ml）が目安ですが、どちらもお腹いっぱいになるまで摂ってもかまいません。朝起きたらまず1杯の常温水で血行を促してから、ジュースを作ってゆっくり噛みながら飲むと、満足感があり、消化も高まって効果的です。スープは、最低でも寝る3時間前までに食べましょう。深夜に食事をすると摂取したエネルギーを消費できず、脂肪をため込みやすくなります。

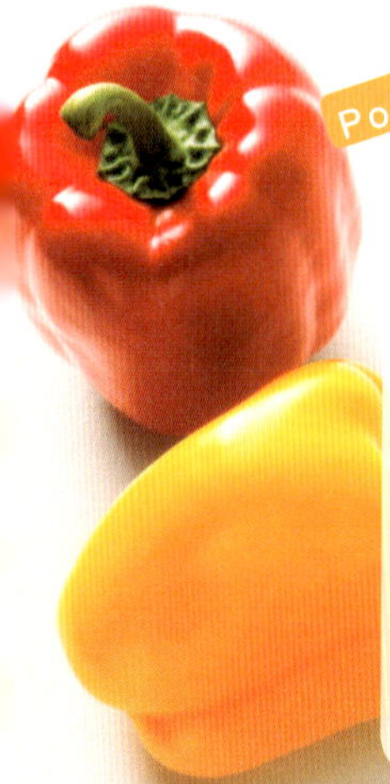

Point2 朝ジュースはできたてをすぐに飲む

手作りの生ジュースは鮮度が大切です。作ってから時間が経つと、酵素やビタミンCなどの栄養素は減少し、ジュースの味が変わったり、変色や分離を起こすものもあります。栄養素が生きている新鮮なうちに飲みましょう。また、朝は忙しくて作る時間がないという場合は、前夜に野菜やフルーツを切って準備しておけば2分ほどで完成です。カットした材料には、酸化を防ぐためにレモンの絞り汁をかけておきましょう。栄養価は多少落ちますが、何よりも、毎日続けることが大切です。

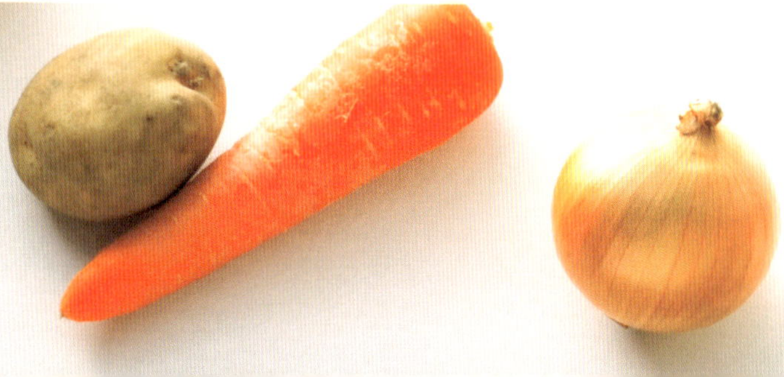

Point3 ジュースはアレンジ自在。レシピは目安として

野菜やフルーツは時期や種類によって味が違います。味見をして甘みが足りないときは、りんごやバナナ、はちみつやオリゴ糖などを加えましょう。とろみが強い場合は水や果汁、豆乳をプラス。苦みが強い場合は、豆乳やヨーグルトを加えてマイルドに。爽やかにしたい場合は水の代わりに炭酸水を、青臭さが気になる場合にはレモンの絞り汁が役立ちます。最初はレシピを参考に作り、自分好みにアレンジを加えていくと、毎日のジュース作りが楽しくなり、また作りたくなるものです。

Point4 朝ジュースの代わりにフルーツでもOK

ダイエットはストレスをためないことが大切です。がまんしたり、がんばりすぎると、その反動がリバウンドの原因になります。柑橘類の皮むきが面倒なときは、栄養価は落ちますが、市販の果汁100%ジュースで代用してもOK。朝起きて、どうしてもジュースを作りたくない日はお休みにしましょう。皮をむくだけのバナナ、みかん、皮のまま食べられて日持ちするりんごなどのフルーツでもジュースに近い効果が得られます。ジュースを作りたいと思うときまで、朝はフルーツの生活を続けてみるのもよいでしょう。

Point5 夜スープはまとめて作れば手間が省ける

スープ作りは、初めての人にとっては少しハードルが高いかもしれません。最初は、いつものみそ汁やスープを具だくさんにすることから始めてもいいでしょう。野菜だけのスープなら作り置きもOK。3食分くらいをまとめて作り、冷蔵保存しておけば、温めるだけで食べられるので重宝します。また、最近では、かぼちゃやほうれんそう、根菜類など、安心して使用できる国産の冷凍食品が増えてきました。こうした食品を利用すると、手軽にスープのボリュームを増やしたり具のアレンジができるので、飽きずに続けられます。

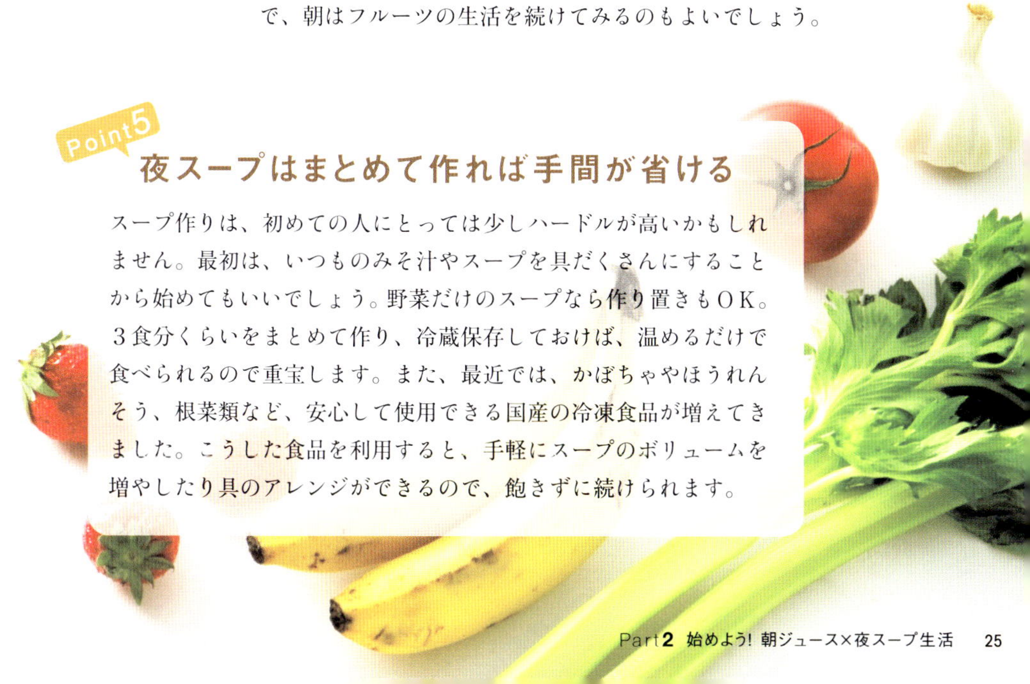

朝ジュースと夜スープにおすすめ「デトックス＆脂肪燃焼」食材リスト

美しくやせるには、代謝のいいからだをつくることが大切です。「デトックス」と「脂肪燃焼」の効果があり、エネルギー代謝を高める食材をご紹介します。

ジュース編

デトックス

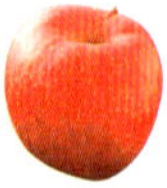

りんご

りんごポリフェノールが活性酸素を除去し、内臓脂肪の蓄積を防ぐ。有害物質を排出するケルセチンも含む。

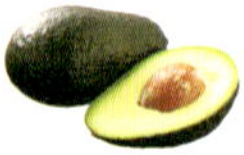

アボカド

脂質が胆汁酸に作用してコレステロールの吸収を抑制。余分なコレステロールを体外へ排出する。

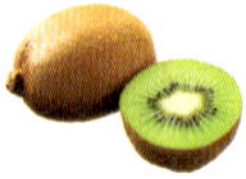

キウイ

豊富な酵素が代謝を高め、食物繊維が便通を改善。ビタミンB_1、B_2が糖質や脂質の代謝を促進する。

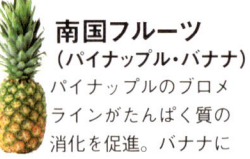

南国フルーツ（パイナップル・バナナ）

パイナップルのブロメラインがたんぱく質の消化を促進。バナナに豊富なカリウムと食物繊維が塩分や毒素を排出する。

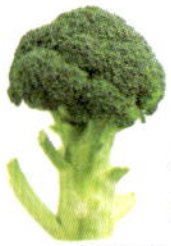

ブロッコリー

スルフォラファンという成分が体内の解毒酵素を活性化し、肝臓の解毒力を高め、発ガン性物質を排出する。

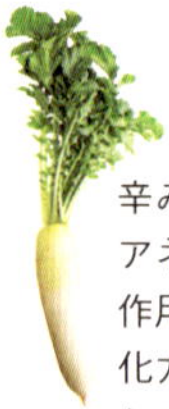

大根

辛み成分のイソチオシアネートが肝臓の解毒作用を強化。強い抗酸化力で活性酸素を除去して代謝アップ。

脂肪燃焼

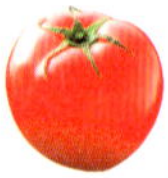

トマト

脂肪を燃焼する遺伝子を活性化し、中性脂肪を減らす。リコピンには抗酸化作用があり、有害な活性酸素の働きを抑える。

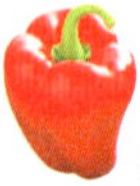

赤パプリカ

カプサイシンが脂肪燃焼を促進。色素成分のカプサンチンには強い抗酸化作用があり、余分なコレステロールを排出する。

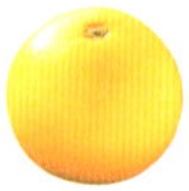

グレープフルーツ

香り成分のリモネンが交感神経の働きを活性化し、脂肪の燃焼を促進する。カリウムは水分代謝を促す。

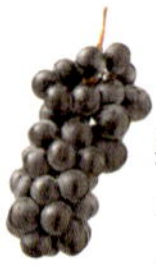

ぶどう

果皮などに含まれるレスベラトロールが長寿遺伝子サーチュインを活性化し、脂肪の燃焼を促進する。

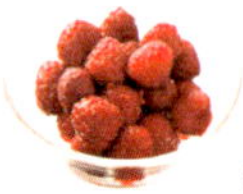

ラズベリー

香り成分のラズベリーケトンが脂肪と脂肪分解酵素リパーゼを結合させ、脂肪燃焼に導く。

スープ編

デトックス

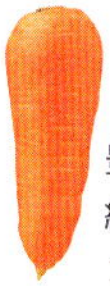

にんじん

豊富に含まれる食物繊維が便通を促し、コレステロールや毒素を排出。抗酸化作用のあるβ-カロテンも多い。

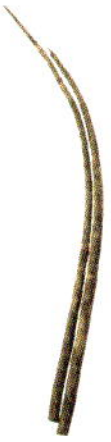

ごぼう

食物繊維が有害物質を吸着し、便と一緒に排出。便秘を解消し、善玉菌が育ちやすい腸内環境をつくる。

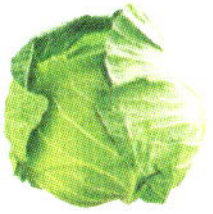

キャベツ

イソチオシアネートが肝臓の解毒作用を高める。インドール化合物には脂肪肝を予防する効果がある。

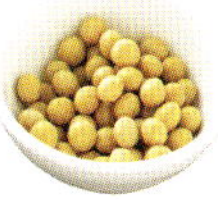

大豆

抗酸化力のある大豆サポニンが過酸化脂質の増加を抑制して代謝させ、コレステロールの吸収を抑えて分解。

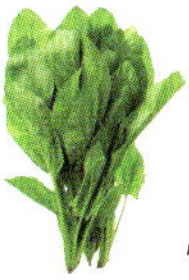

ほうれんそう

β-カロテンが活性酸素の働きを抑制し、ダイオキシンの吸収を抑える。コリンは肝臓の脂肪代謝を促す。

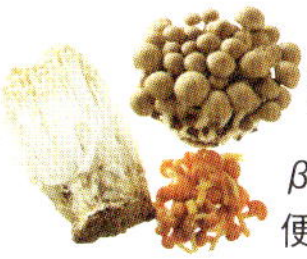

きのこ類

β-グルカンが便通を促して便の中の有害物質を排出。ビタミンB群が糖質や脂質の代謝を促進。

脂肪燃焼

＊マークの食材は「デトックス」と「脂肪燃焼」の2つの効果が期待できます。

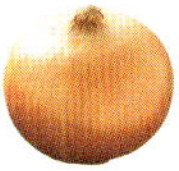

玉ねぎ＊

ケンフェロールがミトコンドリアの働きを活性化し、脂肪燃焼を促進。ケルセチンが脂肪の排出を助ける。

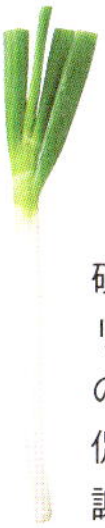

長ねぎ＊

硫化アリルの一種、アリシンがビタミンB_1の吸収を高めて血行を促進し、エネルギー代謝をアップさせる。

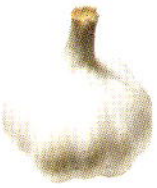

にんにく＊

スコルジニンが新陳代謝を活発にし、余分な脂肪の蓄積を防ぐ。セレンが有害物質を無毒化する。

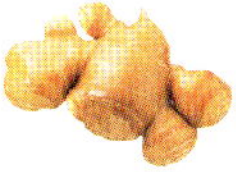

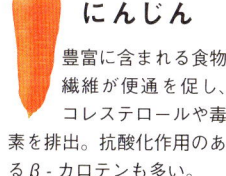

しょうが＊

血行をよくするジンゲロールやショウガオールが代謝を活性化し、脂肪燃焼を促す。抗酸化力も強い。

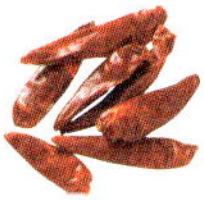

赤唐辛子

辛み成分カプサイシンが脂肪分解酵素リパーゼを活性化し、脂肪の分解を促進する。

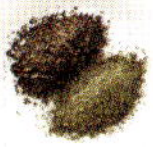

緑茶・烏龍茶

緑茶のカテキンは肝臓での脂肪燃焼を促す。烏龍茶《ウーロン》ポリフェノールはリパーゼの働きを阻害し、脂肪の吸収を妨げる。

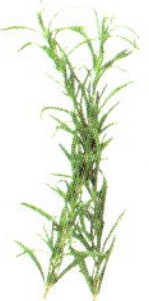

ローズマリー

色素系ファイトケミカルのジテルペノイドが脂肪燃焼を促進。香りが脳を活性化し、集中力を高める。

基本をマスター ダイエットのための

「おいしいジュース」の作り方とコツ

ジュース作りはとても簡単です。
切って、混ぜて、3分ほどでおいしいジュースのできあがり。
基本の作り方とおいしく作るポイントをご紹介します。

基本の作り方

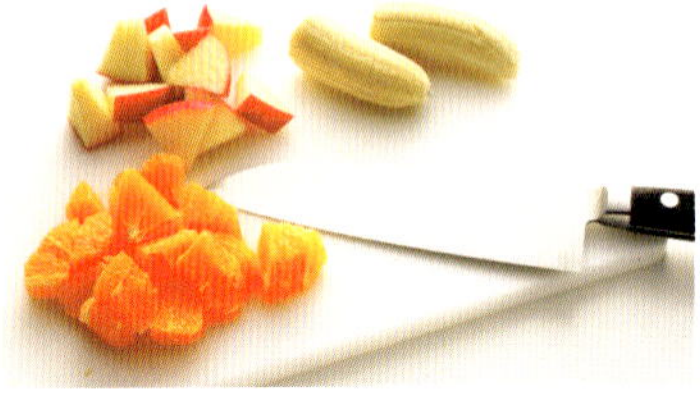

1 野菜やフルーツを切ってミキサーに入れる

材料はよく洗い、一口大（約2㎝角）に切る。ミキサーのパワーが小さかったり材料が固い場合は、より小さく切ると、短時間でなめらかになる。葉野菜などは手でちぎってもよい。

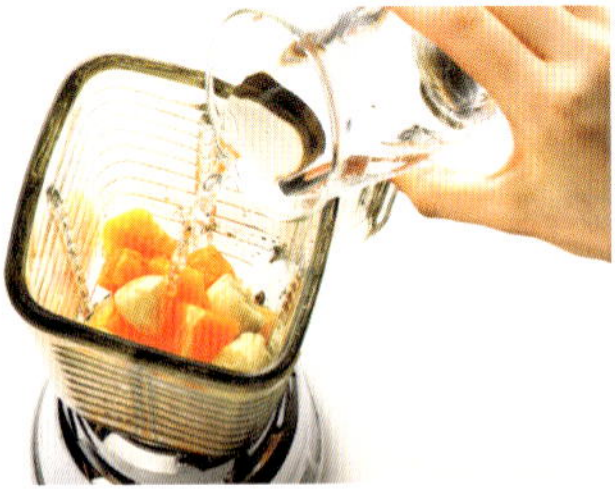

2 水分を加えてスイッチオン

材料をミキサーに入れて水分を加え、ふたをしてスイッチを入れる。サラッと仕上げたい場合は水分を多めに、スムージー風にとろっとさせたい場合は水分を少なめに加減して。

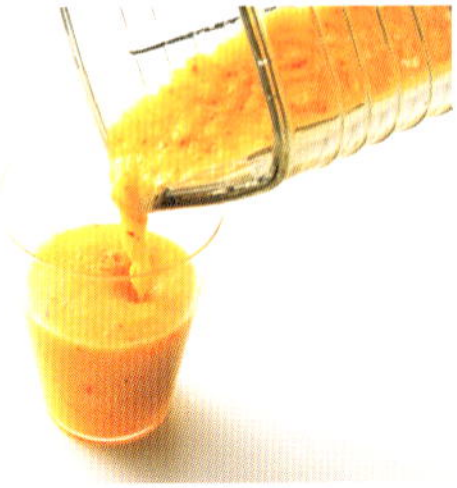

3 味見をして完成

できあがったら、スプーンですくって味見をする。甘みが足りない場合ははちみつなどを足し、青臭い場合はレモンの絞り汁を、水分が足りない場合は水を加える。

スクイーザーで絞る

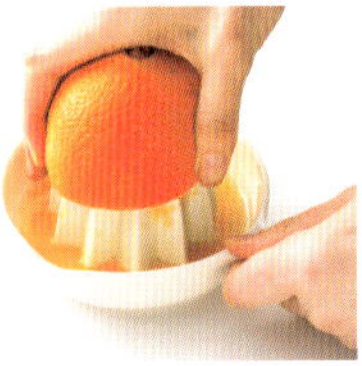

柑橘類など果汁の多いものを絞るのに役立ちます。スクイーザーの上部に果肉を押し当て、手で強く握りしめるようにギュッと絞り、果汁の中の種を取り除きます。

おろし器ですりおろす

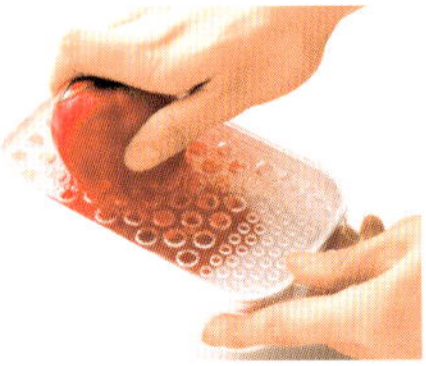

トマトや大根、りんご、しょうがなど、ねばりけがないものや少量使うものは、おろし器が便利です。素材の繊維質や食感が残り、味わい深いジュースになります。

おいしいジュースを作るポイント

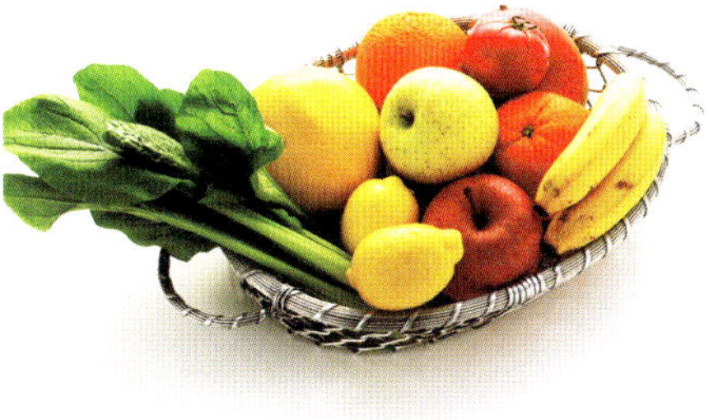

材料は新鮮なもの、旬の素材を選ぶ

手作りの生ジュースは素材自体を味わう飲みものです。おいしさや栄養面でも優れている新鮮な素材、旬の素材を選びましょう。これらは素材本来の持ち味が生きているので、味わい深くおいしいジュースが作れます。旬のものは低価格なのも魅力です。

材料はよく洗い、まるごと使う

ファイトケミカルなどの栄養は皮や茎に多く含まれます。水できれいに洗って汚れを落とすか、無農薬のものを選んで皮ごと使えば、素材の栄養をまるごと摂取できます。

まるごと使いたいもの＝りんご、ぶどう、きんかん、いちじく、しょうが、大根、かぶ、トマト、にんじんなど

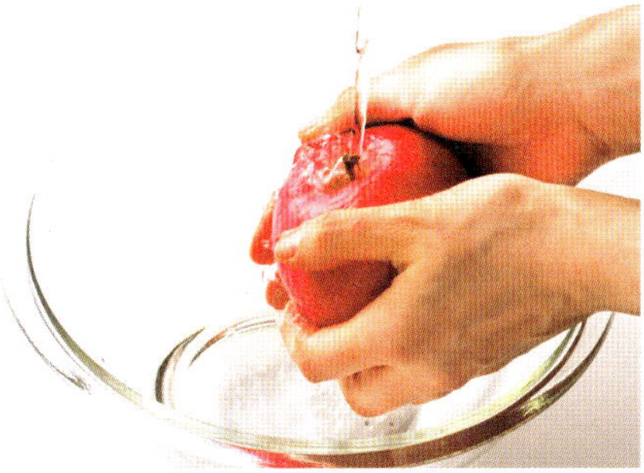

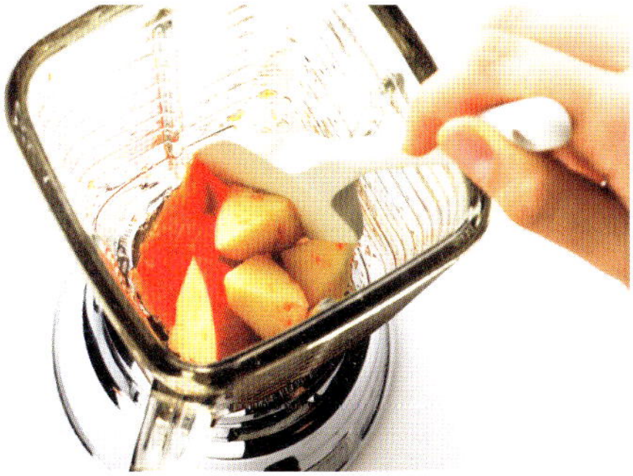

ミキサーが空回りしない方法

カッターが回りやすいように、やわらかい材料を最初に入れます。ミキサーが空回りしたらスイッチを切り、ゴムべらや菜箸などで材料を軽く押し込み、再度ミキサーを回転させます。

できあがりのタイミング

できあがりまでの時間はミキサーのパワーによって違います。食感を楽しみたい場合は、ミキサーの横から素材の小さな粒々が見えるくらいがベストタイミング。なめらかな飲み口にしたいなら、もう少し回転させます。

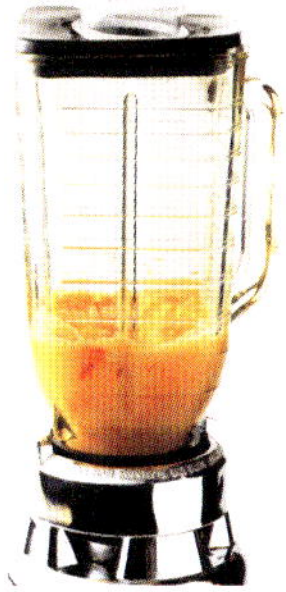

基本をマスター ダイエットのための

「おいしいスープ」の作り方とコツ

スープにうまみを上手に加える方法や素材の味を引き出す方法さえ覚えれば、
簡単においしいスープを作ることができます。
ここではおいしいスープを作るための材料をご紹介します。

基本の材料

野菜 肉や魚を使わず、野菜がメイン

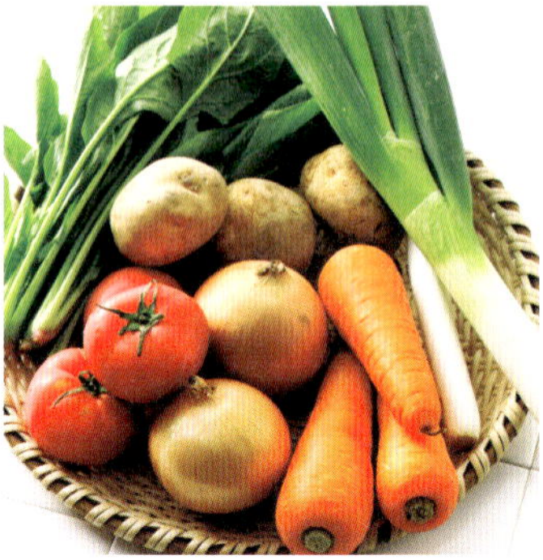

ダイエットスープに使う材料は肉や魚ではなく野菜が主役。野菜にはビタミン、ミネラル、ファイトケミカルなど、「やせる力」となる栄養が豊富に含まれています。本書のレシピでは、野菜だけでコクやボリュームが出る調理法や、低カロリーで食べ応えのある組み合わせを工夫していますので、もの足りないと感じることはないはず。ダイエット効果のある多くの野菜をたっぷり補給しましょう。

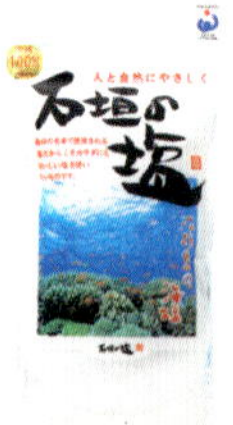

石垣の塩／オーシャンカンパニー(有)

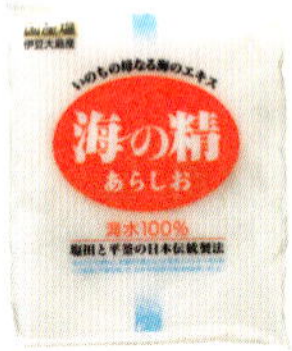

海の精あらしお／海の精(株)

塩 素材のうまみを引き出し、スープの味を決める

塩は味の決め手になるだけではなく、その脱水作用を生かすことで、素材の水分とうまみを引き出します。最後の仕上げに加える場合は、少しもの足りないくらいの塩加減がベストです。加熱する前に入れる場合は、少量の塩を材料全体にまぶすと効果的。塩は敬遠されがちですが、しっかりふらないと味がぼけてしまいます。ミネラルを多く含む海塩なら、カリウムを含み、ナトリウム（塩分）を排出する効果もありますので、減塩につながります。私が使用しているのは左の2品です。

油 良質な植物性オイルを選ぼう

油は、からだによい不飽和脂肪酸を含む植物由来のものがよいでしょう。ごま油やエキストラバージンオリーブオイルは抗酸化作用や老化防止、コレステロール値の低下など、多くの効能も期待できます。油はダイエットの敵と思われがちですが、良質なものを適度に摂ればエネルギー源となり、肌荒れや便秘などの改善にもつながります。私はうまみとコクがある太白ごま油に、にんにくやしょうが、長ねぎをつけて脂肪燃焼オイルを作り、スープのコク出しに使っています（P112参照）。

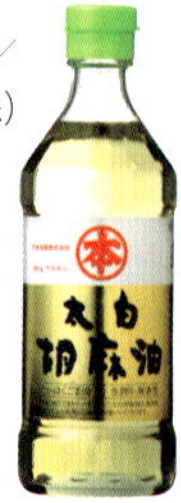

太白胡麻油／竹本油脂(株)

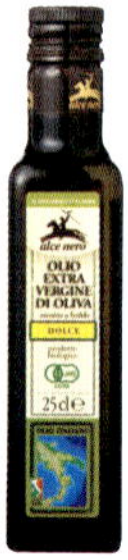

alce　nero　オーガニックエキストラ・ヴァージン・オリーブオイル／日仏貿易(株)

だし　味がもの足りないときはだしをプラス

だしは市販のだしの素を使わず、昆布や野菜など、天然素材からとることが理想です。しかし、毎日のこととなるととても大変。ダイエット成功のためには、何よりも継続が第一です。本書のレシピでは簡単に作れて続けやすいことを重視し、市販のだしも使用しています。時間に余裕のあるときは、天然素材からだしをとれば、ビタミン、ミネラルなどの栄養も吸収できて、からだが喜ぶ本格的なダイエットスープが作れるでしょう（P118〜119参照）。ここでは、私が使用している市販のだしをご紹介します。

洋風スープ

野菜ブイヨン
あっさり味、隠し味に

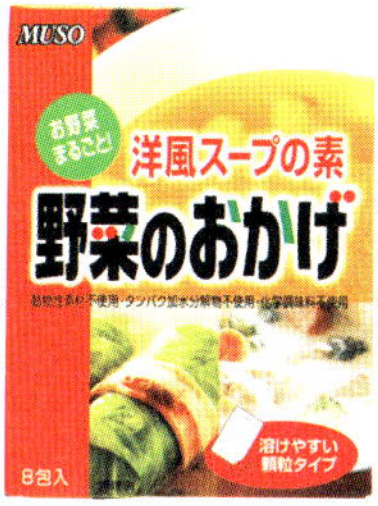

洋風スープの素　野菜のおかげ／ムソー(株)

コンソメスープの素
こってり味、煮込み系に

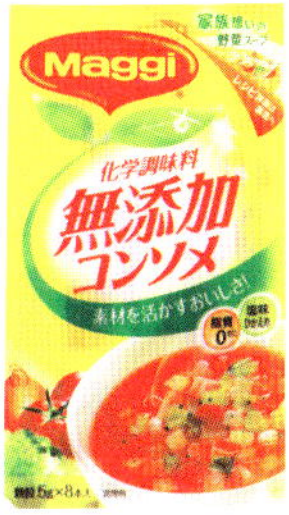

マギー　化学調味料無添加コンソメ／ネスレ日本(株)

和風だし

かつお・昆布だし
しょうゆ、みそ味に

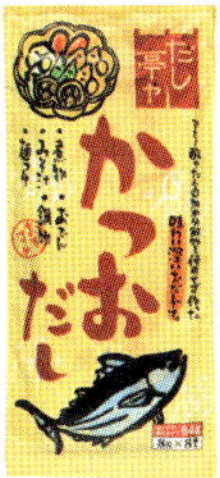

だし亭や　かつおだし／ムソー(株)

かつお・昆布・しいたけだし
塩味や煮込み系に

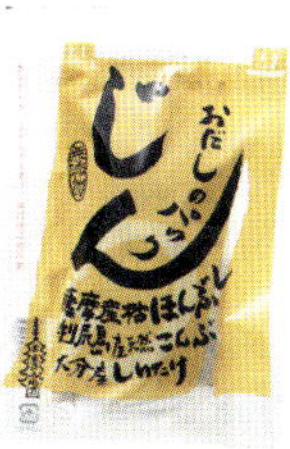

おだしのパックじん／うね乃(株)

中華風スープ

鶏がらスープの素
ピリ辛、韓国系に

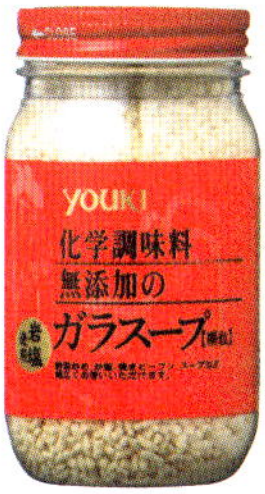

化学調味料無添加のガラスープ(顆粒)／ユウキ食品(株)

帆立てスープの素
あっさり味、野菜系に

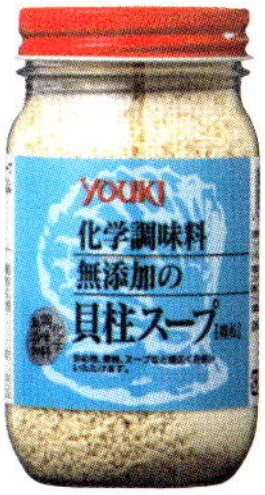

化学調味料無添加の貝柱スープ(顆粒)／ユウキ食品(株)

基本をマスター 素材の味を引き出す!

簡単! 炒め蒸し

おいしいスープを簡単に作るには、炒め蒸しという方法があります。
これは私の祖母から教わった方法。少量の塩、油、水を使い、
素材のうまみを一気に引き出すので、長時間煮込む必要はありません。
塩の脱水作用で野菜のうまみと水分を引き出し、油は鍋の中を高温に保ち、
水は蒸気となって素材の中までしっかりと火を通します。

準備するもの

厚手の鍋かフライパン*
鍋やフライパンにぴったり合うふた**

基本の材料

好みの野菜……200g
塩……1つまみ
水またはだし……大さじ3
油……小さじ2***
スープ……カップ1 ½

*厚手の鍋やフライパンを使用すると、熱がじっくり伝わっておいしくできる。
**蒸気を逃がさずしっかり蒸すために、ぴったり合うふたを使用する。
***本書のレシピでは、コク出しに役立つ脂肪燃焼オイル（P112参照）を使用。

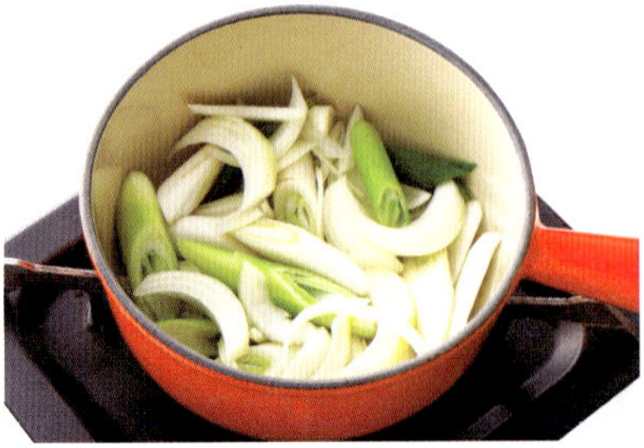

1 野菜を鍋に入れる

野菜を一口大にカットし、重ならないように鍋に入れる。量が多い場合は平らにならす。

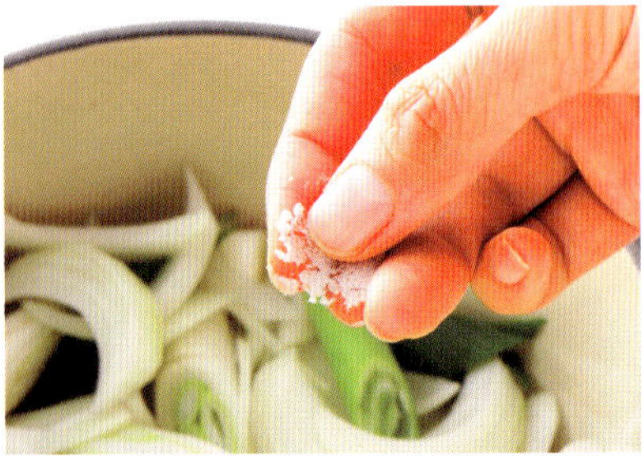

2 塩をふる

塩を全体にふりかけ、なじませる。菜箸などで軽くかき混ぜるとよい。

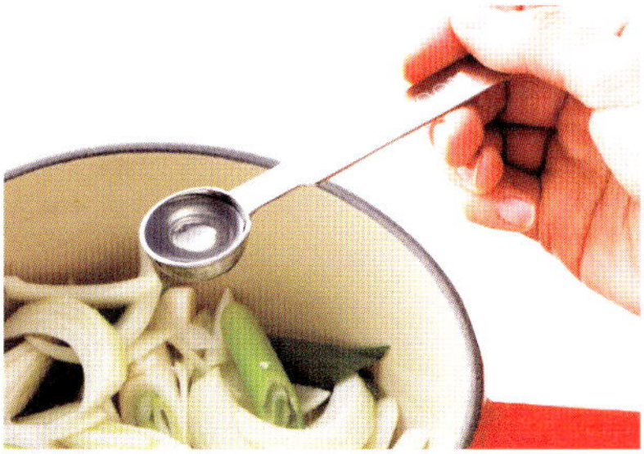

3 油を入れる

鍋の中央あたりに油を回し入れる。脂肪燃焼オイルの場合は、オイルと具材を半量ずつすくって入れる。

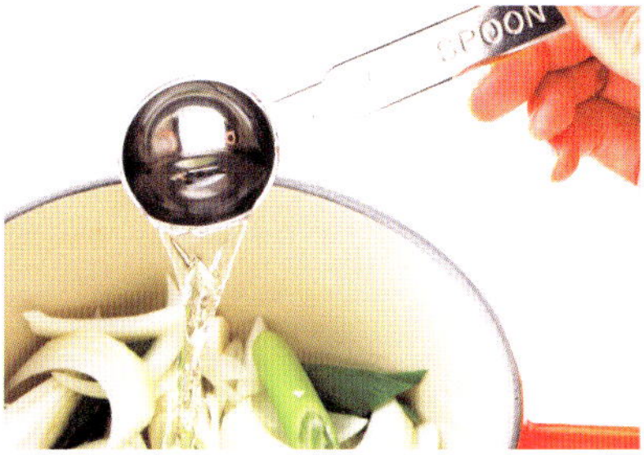

4 水分を加える

水または好みのだし（スープ）を鍋の中央あたりに加える。（やわらかい野菜は水分大さじ2、根菜など固い野菜は水分大さじ3が目安）

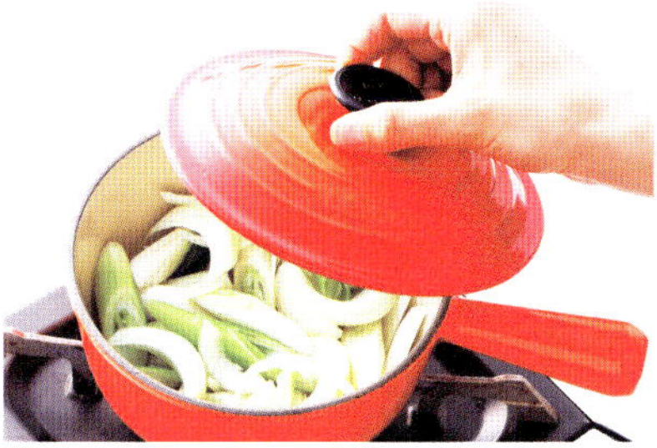

5 ふたをして炒め蒸しにする

鍋にぴったりふたをして、強火（薄手の鍋の場合は強めの中火）で加熱する。（加熱時間は、**4**で加えた水分大さじ1に対して1分。水分大さじ3の場合は加熱時間3分）

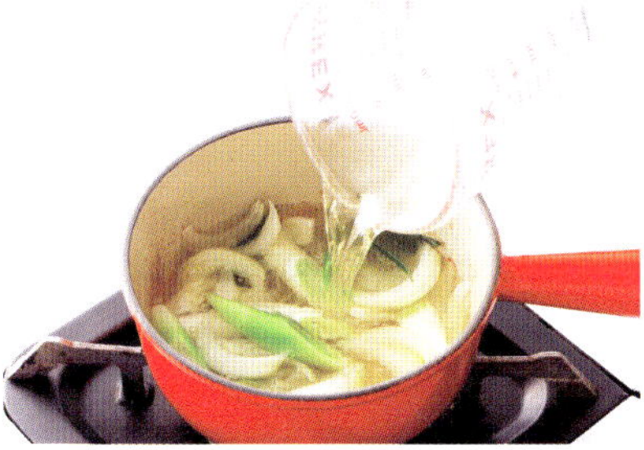

6 スープを加えて煮込む

好みのスープを注いで煮込み、素材から出たうまみを水分となじませる。味見をして、塩、こしょう（分量外）などで味をととのえる。スープは汁ごと飲むので、少しもの足りないくらいの塩加減がちょうどよい。

酵素たっぷり!
朝ジュースBest6

朝ジュースの中でもとくにダイエットに効くレシピをご紹介します。デトックス、脂肪燃焼、代謝アップの効果別にセレクトしました。朝の定番ジュースにしたり、体調や目的に合わせて選べば、効率よくやせ体質に改善!

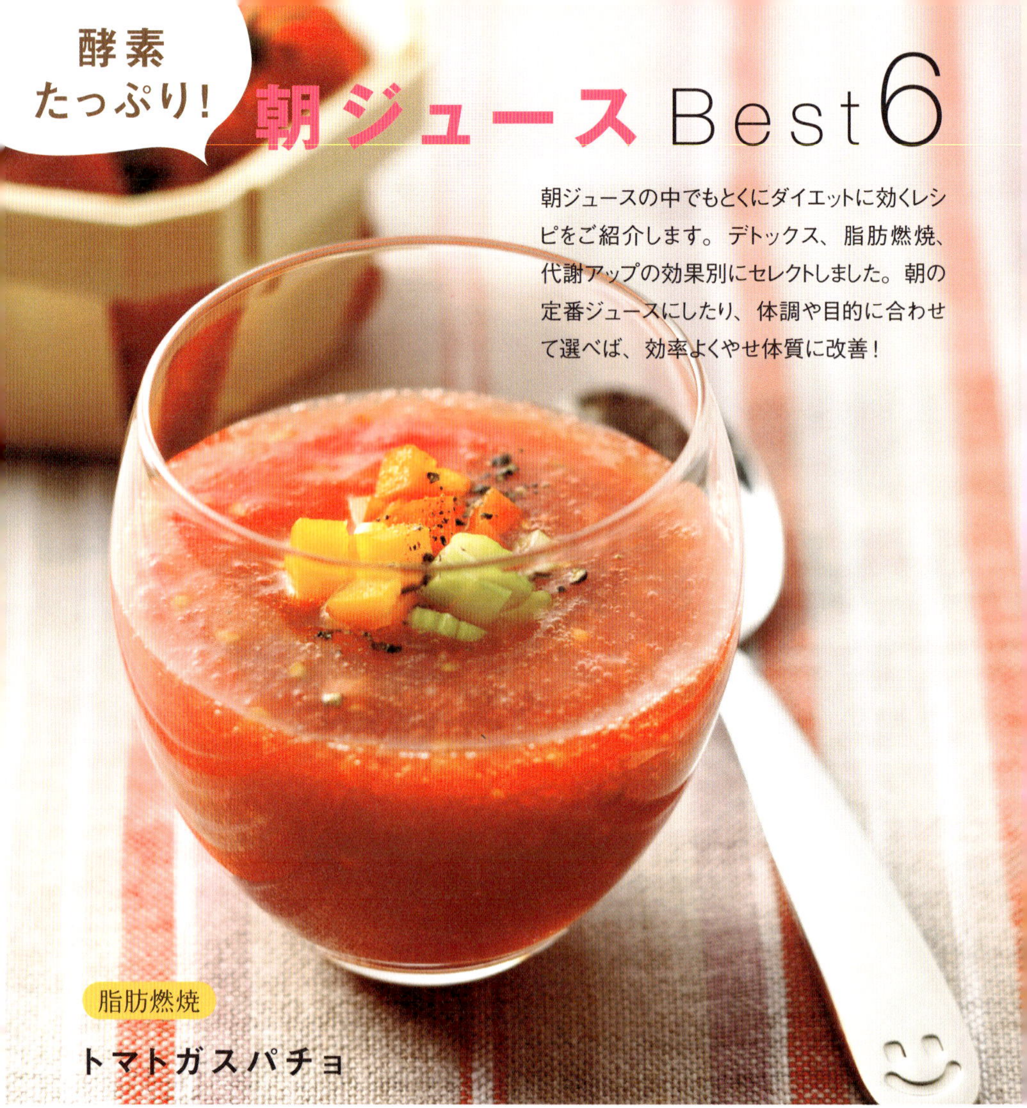

脂肪燃焼

トマトガスパチョ

黒酢とトマトで脂肪を燃やす、甘酸っぱいトマトジュース。ビタミン豊富で色鮮やかな野菜で心身ともに元気アップ。

材料

トマト……1個(140g)
セロリ……10g
パプリカ(黄・橙)……各10g
黒酢……小さじ2
塩……少々
好みで黒こしょう……少々

作り方

1 トマトは皮つきのまま、おろし器ですりおろす。セロリ、パプリカはみじん切りにする。

2 器に**1**と黒酢、塩、黒こしょうを入れ、よく混ぜて味をととのえる。

代謝アップ

デトックス

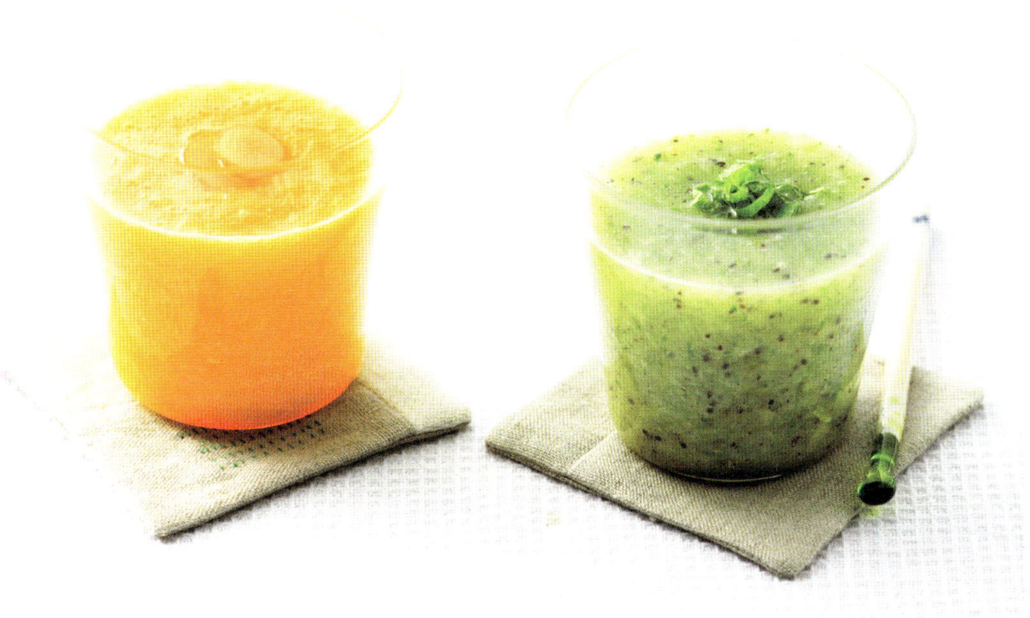

ジンジャーシトラス

ピリッと辛い柑橘ミックスジュース。しょうがのジンゲロンとショウガオールがアドレナリン分泌を高め、代謝を上げる。

材料

オレンジ……1個(100g)
グレープフルーツ(ホワイト)……½個(100g)
しょうが……½かけ(5g)

作り方

1 オレンジとグレープフルーツは皮をむき、一口大に切る。
2 すべての材料をミキサーに入れ、なめらかな液状になるまで攪拌《かくはん》する。

キウイと大葉のファンシー

甘酸っぱくて爽やか。キウイの水溶性食物繊維、ペクチンが有害物質を取り込み、体外へ排出する。大葉の抗酸化力にも期待。

材料

キウイ……1個(100g)
青じそ……3枚
水……100㎖
はちみつ……小さじ1〜2

作り方

1 キウイは横半分に切り、スプーンで果肉を取り出す。青じそは一口大にちぎる。
2 すべての材料をミキサーに入れ、とろりとした液状になるまで、軽く攪拌する。

デトックス

ピュア大根

ごくごく飲める大根ジュース。肝臓の解毒作用を強化する大根と疲労回復効果のある酢のダブルパワーで体内浄化。

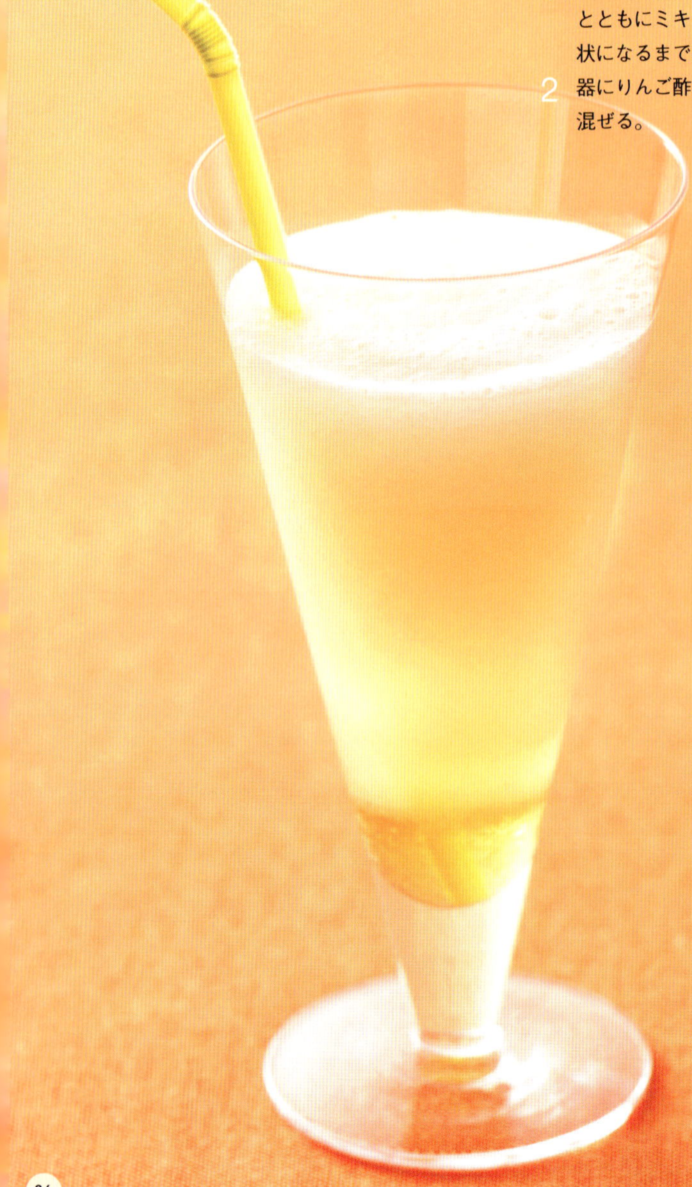

材料

大根……4㎝(100g)
水……100㎖
りんご酢……大さじ1
はちみつ……大さじ1

作り方

1 大根は皮をむいて一口大に切り、分量の水とともにミキサーに入れ、さらりとした液状になるまで攪拌する。
2 器にりんご酢、はちみつ、**1**を入れてよく混ぜる。

脂肪燃焼

グレープシトラスヨーク風味

ぶどうの色素成分レスベラトロールは、長寿遺伝子サーチュインを活性化する注目の成分。余分な脂肪を燃やし、基礎代謝をアップする効果もある。

材料

赤ぶどう（レッドグローブ）……8粒（80g）
グレープフルーツ（ホワイト）……½個（100g）
ヨーグルト（プレーン）……大さじ2

作り方

1 グレープフルーツは皮をむき、赤ぶどうは種があれば取り、それぞれ一口大に切る。
2 1をミキサーでなめらかな液状になるまで攪拌し、ヨーグルトを入れた器に注ぐ。

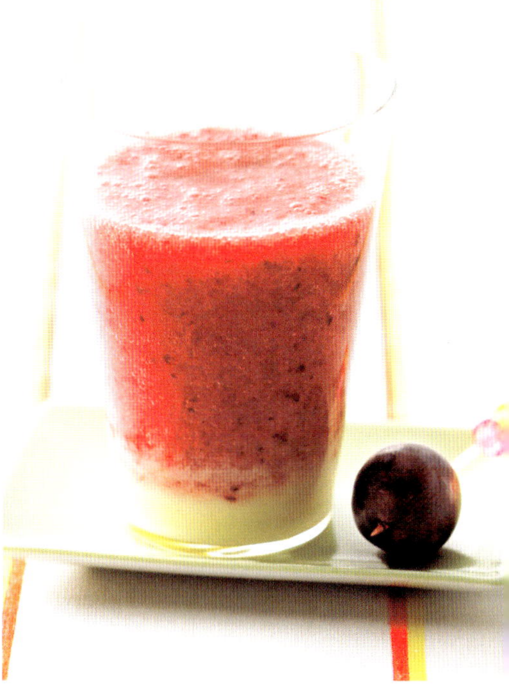

代謝アップ

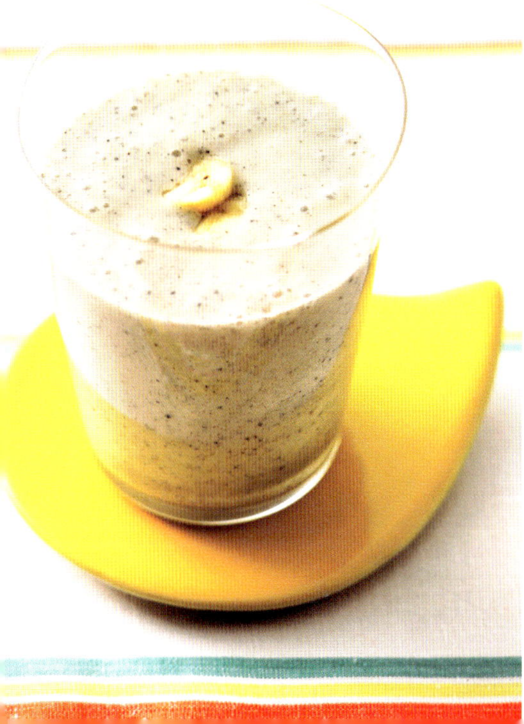

黒ごまバナナソイ

バナナと豆乳で代謝アップして、やせやすい体質をつくる！　黒ごまの美肌効果も期待できる濃厚バナナミルク。

材料

バナナ……1本（100g）
すり黒ごま……小さじ2
豆乳（無調整）……100ml

作り方

1 バナナは皮をむき、一口大に切る。
2 すべての材料をミキサーに入れ、とろりとした液状になるまで攪拌する。

やせ体質をつくる! 夜スープ Best 6

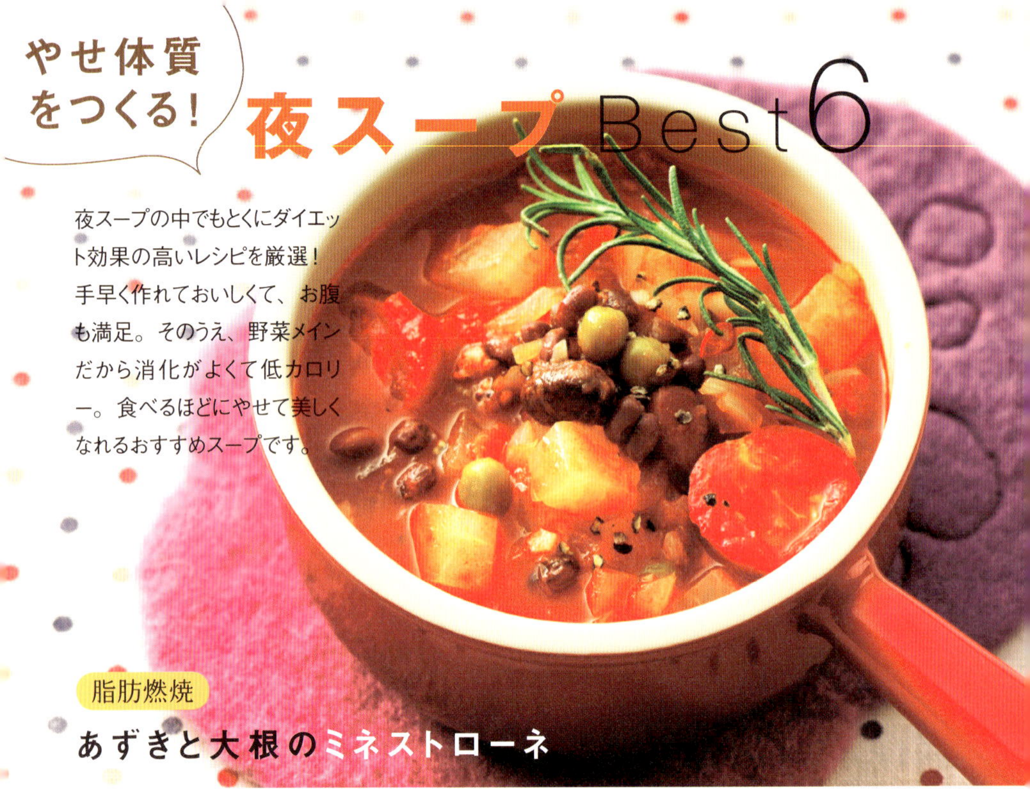

夜スープの中でもとくにダイエット効果の高いレシピを厳選！手早く作れておいしくて、お腹も満足。そのうえ、野菜メインだから消化がよくて低カロリー。食べるほどにやせて美しくなれるおすすめスープです。

脂肪燃焼

あずきと大根のミネストローネ

自然な甘みのトマトスープ。豆、トマト、唐辛子、ローズマリーの効果で、食べるたびに脂肪が燃える！

材料

あずき（ドライパック）……$\frac{1}{2}$パック（30g）
大根（1cm角に切る）……4cm（100g）
玉ねぎ（粗みじん切り）……$\frac{2}{3}$個
ミックスビーンズ（ドライパック）
……1パック（50g）
ミニトマト（半分に切る）……3個
<スープ>
野菜スープの素……小さじ1
水……300ml
ホールトマト水煮缶（粗くつぶす）
……$\frac{1}{3}$缶（約140g）
赤唐辛子（小口切り）……$\frac{1}{2}$本
A にんにくオイル（P112参照）……小さじ2＊
塩……1つまみ
水……大さじ3
塩、黒こしょう……各少々
ローズマリー……1枝

＊にんにくのすりおろし小さじ1＋ごま油小さじ2で代用可。

作り方

1 鍋に玉ねぎ、大根、Aを入れ、ふたをして強火で約3分、炒め蒸しにする。

2 1にミックスビーンズ、<スープ>の材料を加え、ふたをして強めの弱火で8分ほど煮込む。

3 2にあずき、ミニトマトを加え、ミニトマトの皮がしんなりしたら火を止める。塩、こしょうで味をととのえ、ローズマリーを加え、ふたをして軽く蒸らし、香りを移す。

◎スープの酸味が気になる場合は砂糖1つまみ（分量外）を加える。
◎余ったトマト水煮缶は別容器に移して冷凍保存可。スープや煮物に利用するとよい。
◎ローズマリーが苦手な場合は加えなくてもよいが、加えたほうが脂肪燃焼効果は高い。

材料

白菜キムチ（一口大に切る）……80g
にら（4cm長さに切る）……4本
長ねぎ（4cm長さの斜め切り）……½本
木綿豆腐（一口大に切る）……¼丁

A
- にんにくオイル（P112参照）……小さじ2＊
- 塩……1つまみ
- 水……大さじ3

＜スープ＞

帆立てだしの素……小さじ1
水……300ml
酒……大さじ1
しょうゆ……大さじ½
コチュジャン……小さじ1

〈飾り用〉

にら、糸唐辛子、金ごま……各少々

＊にんにくのすりおろし小さじ1
＋ごま油小さじ2で代用可。

作り方

1 鍋に長ねぎ、白菜キムチ、Aを入れ、ふたをして強火で約3分、炒め蒸しにする。

2 1に＜スープ＞の材料を加え、ふたをして強めの弱火で4分ほどぐつぐつ煮込む。豆腐とにらを加え、豆腐がぐらっとしたら火を止める。器に盛り、にら、糸唐辛子、金ごまを飾る。

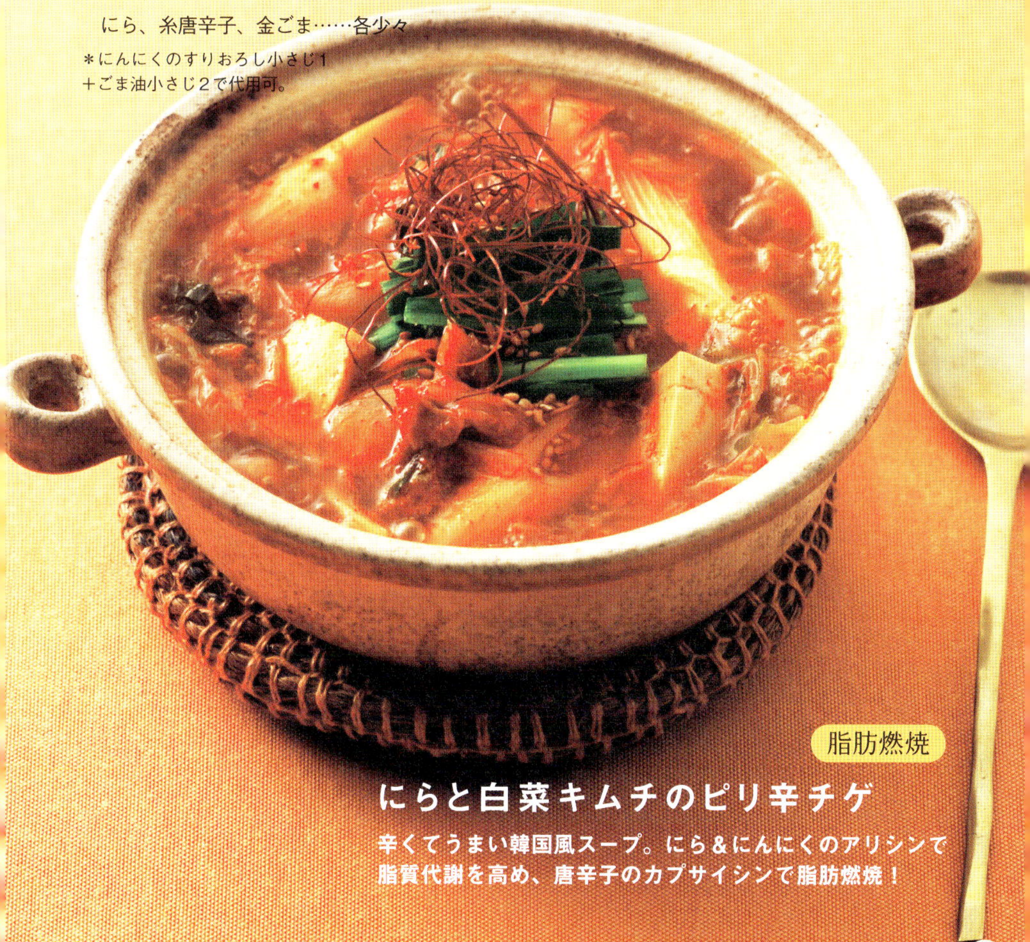

脂肪燃焼

にらと白菜キムチのピリ辛チゲ

辛くてうまい韓国風スープ。にら＆にんにくのアリシンで脂質代謝を高め、唐辛子のカプサイシンで脂肪燃焼！

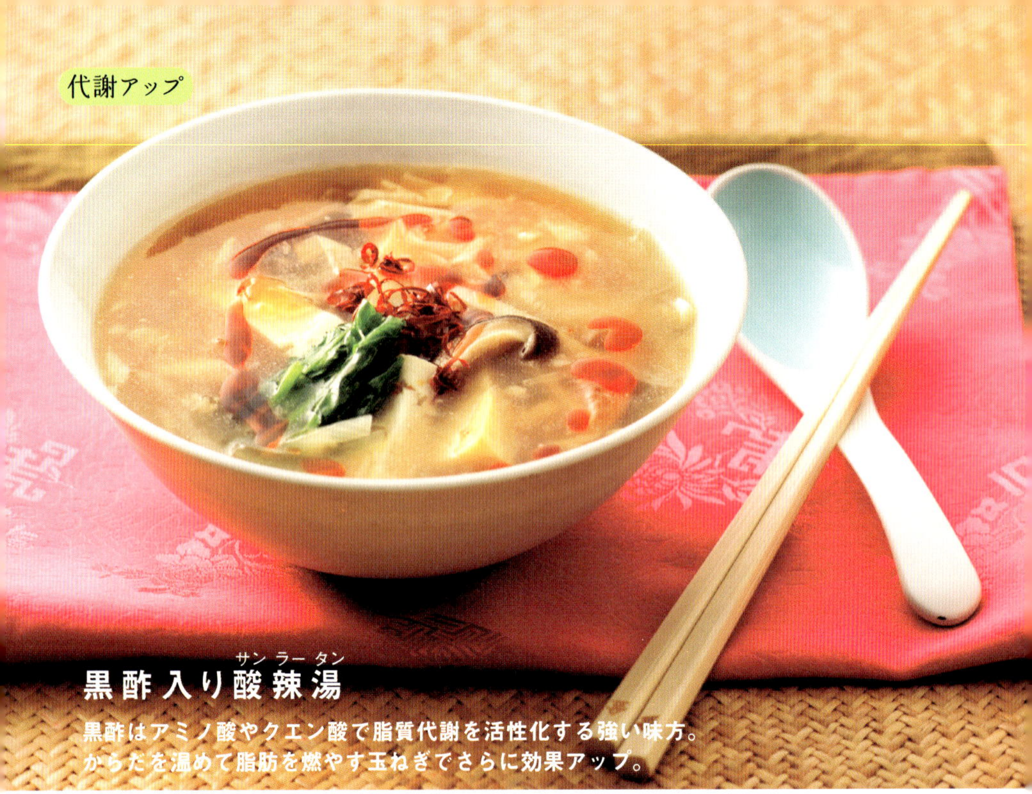

代謝アップ

黒酢入り酸《サン》辣《ラー》湯《タン》

黒酢はアミノ酸やクエン酸で脂質代謝を活性化する強い味方。
からだを温めて脂肪を燃やす玉ねぎでさらに効果アップ。

材料

竹の子〔水煮〕(細切り)……⅛個
玉ねぎ(薄切り)……¼個
生しいたけ(細切り)……2個
小松菜(ざく切り)……1株(30g)
木綿豆腐(細切り)……¼丁
あれば刻み湯葉(乾燥)……3g

A にんにくオイル(P112参照)……小さじ2＊
塩……1つまみ
水……大さじ3

<スープ>
鶏がらスープの素……小さじ2
水……400ml

B 黒酢、しょうゆ……各大さじ½
砂糖……小さじ½

水溶き片栗粉……片栗粉大さじ½＋水大さじ½
ラー油……小さじ1
赤唐辛子(小口切り)……少々

＊にんにくのすりおろし小さじ1＋ごま油小さじ2で代用可。

作り方

1 鍋に玉ねぎ、竹の子、生しいたけ、**A**を入れ、ふたをして強火で約3分、炒め蒸しにする。
2 **1**に<スープ>の材料を加え、煮立ったら小松菜、豆腐、湯葉を加え、小松菜に火が通ったら**B**で味をととのえて火を止める。
3 **2**に水溶き片栗粉を回し入れ、木べらなどでよく混ぜながら強火にかける。鍋のまわりからとろみがついてきたら、全体を軽く混ぜ合わせ、1分30秒ほど加熱して火を止める。器に盛り、ラー油を回しかけ、赤唐辛子を飾る。

◎片栗粉は加熱時間が短いと水っぽくなりやすいので注意。

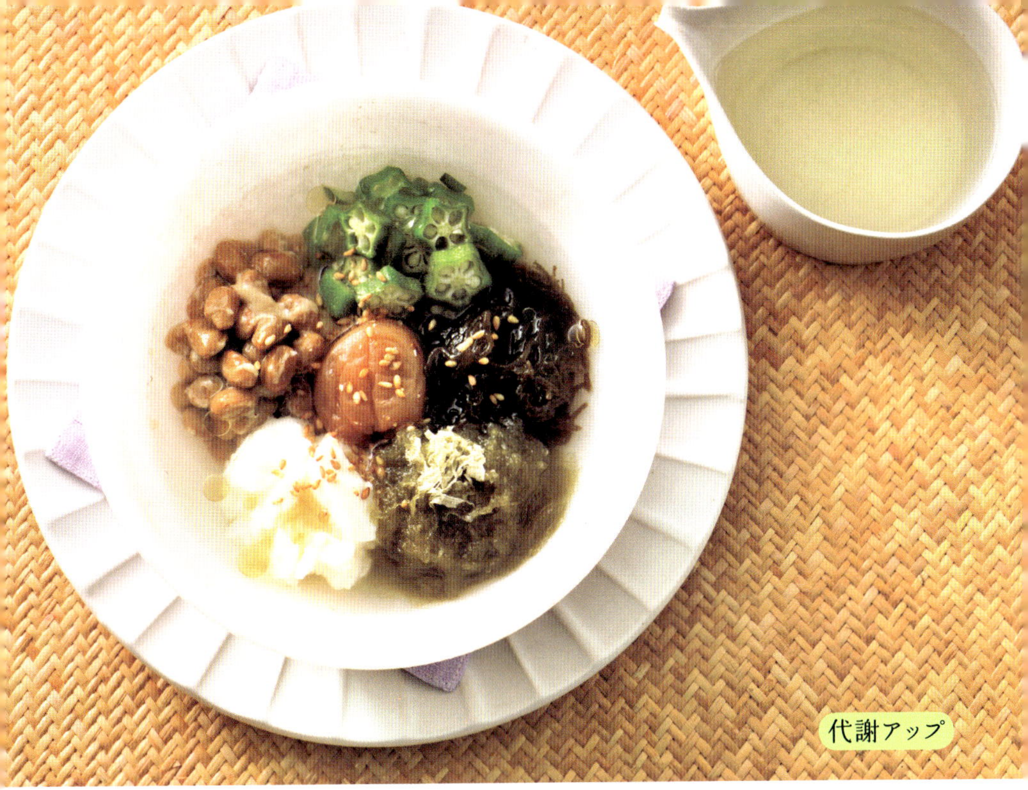

ねばとろ5種　冷製スープがけ

ネバネバ野菜の混ぜるスープ。酵素をたっぷり含むオクラと長芋、生もずく、発酵食品の納豆の相乗効果で代謝アップ。

材料

オクラ（小口切り）……1本
長芋……3㎝（50g）
生もずく（味つきの場合は水洗いする）……60g
納豆……½パック
とろろ昆布……3g
梅干し……1個
ごま油……小さじ½
しょうゆ……小さじ1
かつおと昆布のだし……200㎖＊
いり白ごま……少々

＊和風だしの素（かつお・昆布）小さじ⅓＋熱湯200㎖で代用可。

下準備

かつおと昆布のだしは冷ましておく。

作り方

1 長芋は皮をむいてポリ袋に入れ、形がくずれる程度に、めん棒や瓶底などで軽くたたく。

2 器に**1**、オクラ、もずく、納豆、とろろ昆布、梅干しを盛り、ごま油、しょうゆを回し入れる。だしを注ぎ、ごまをふる。よく混ぜて食べる。

デトックス

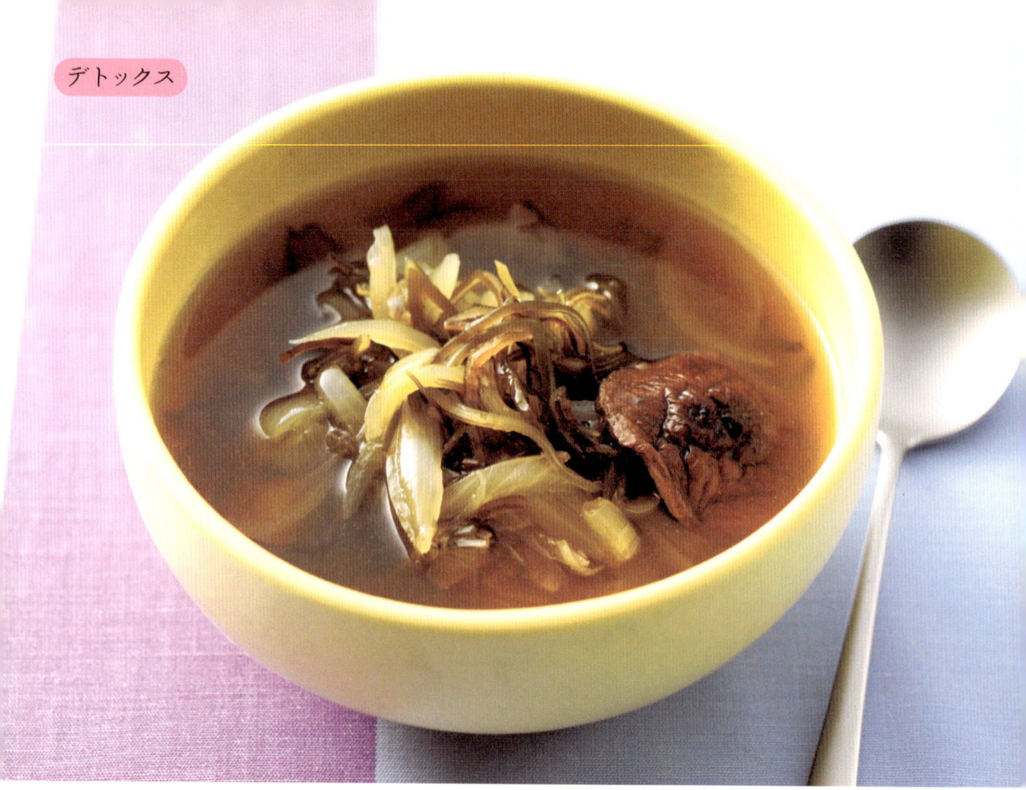

玉ねぎとしいたけの毒出しスープ

しいたけと玉ねぎのコクとうまみが凝縮！　玉ねぎの硫化アリルが解毒を促進し、しいたけの食物繊維が有害物質を排出。

材料

玉ねぎ（薄切り）……1個
干ししいたけ……2個
刻み昆布（乾燥）……5g
しょうが、にんにく（すりおろす）……各$\frac{1}{2}$かけ
＜スープ＞
　顆粒コンソメの素……小さじ2
　水……400ml
　めんつゆ（3倍濃縮）……大さじ1
塩、こしょう……各少々

作り方

すべての材料を鍋に入れ、ふたをして弱火にかけ、やわらかくなるまで20分ほど煮込む。

◎干ししいたけが大きい場合は、取り出して食べやすい大きさに切り、戻し入れる。
◎玉ねぎの皮を茶葉用パックに入れて一緒に煮込むと、さらにデトックス効果が上がる。煮込んだらパックごと取り除く。

材料

長芋（1.5cm角に切る）……3cm（50g）
好みのきのこ類（しめじ、なめこなど）
　……合わせて50g
長ねぎ（小口切り）……⅓本
木綿豆腐（一口大に手でくずす）……½丁
しょうが（みじん切り）……½かけ（5g）
あれば豆板醤《トウバンジャン》……小さじ¼
＜スープ＞＊
　昆布（5cm角）……1枚
　干ししいたけ……1個
　水……300ml
みそ……大さじ1
すり黒ごま……大さじ1
〈飾り用〉
　白髪ねぎ、しょうが（せん切り）……各少々

＊和風だしの素（昆布）小さじ½＋干ししいたけ1個＋水300mlで代用可。

作り方

1　きのこ類（なめこ以外）は石づきを取り、食べやすい大きさに分ける。
2　鍋に＜スープ＞の材料を入れて10分ほど弱火にかけ、昆布の端からさわさわと泡が出てきたら昆布を取り出す。**1**となめこ、長芋、長ねぎ、しょうが、豆板醤を加え、ふたをして強めの弱火で４分ほど煮込む。
3　きのこ類に火が通り、とろみが出たら、豆腐を加えて軽く煮て、すり黒ごまを加え、みそを溶き入れて味をととのえる。器に盛り、白髪ねぎ、しょうがを飾る。

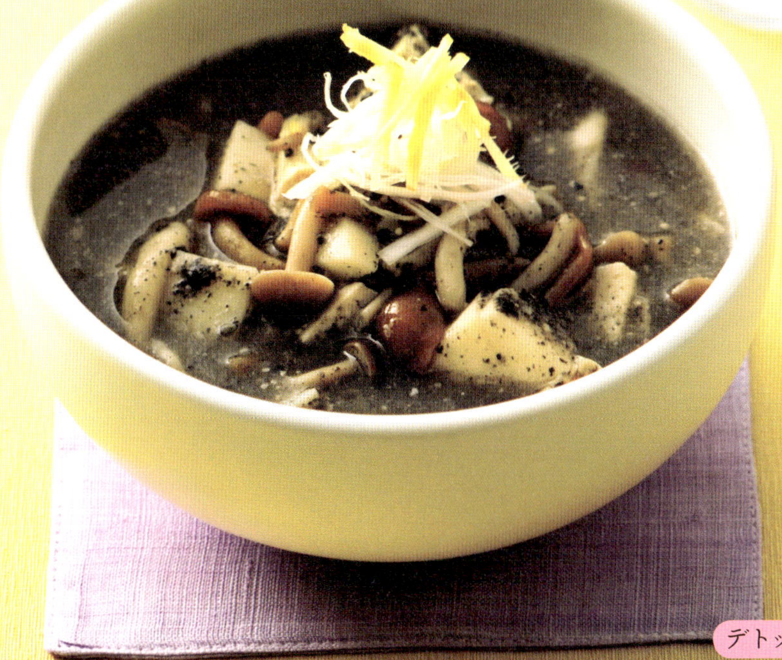

デトックス

長芋ときのこの利休汁

とろり濃厚な黒ごまみそ汁。長ねぎの硫化アリルやセレン、きのこの食物繊維など、毒出し食材の相乗効果に期待大。

column

ダイエット中におすすめの「おやつ」

食べるものを正しく選べば、ダイエット中でも間食をしてOK!
むしろおやつを食べることで精神的に満足感が高まり、ダイエットを
無理なく継続できるうえに、ダイエット効果を期待できる食べものもあります。
きちんとした知識を持って、賢くおやつを楽しみましょう。

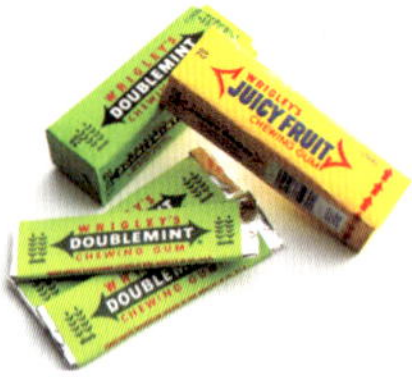

ガム

噛むことで満腹中枢が刺激され、食事の量を制限できる。ドカ食いしそうなときにおすすめ。

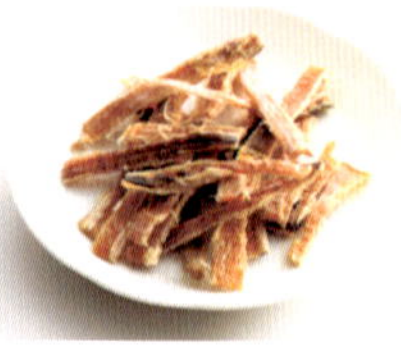

するめ

糖分が少なく、噛むほどに味が出る。唾液の分泌を促して消化酵素の働きを高め、体内を活性化する。

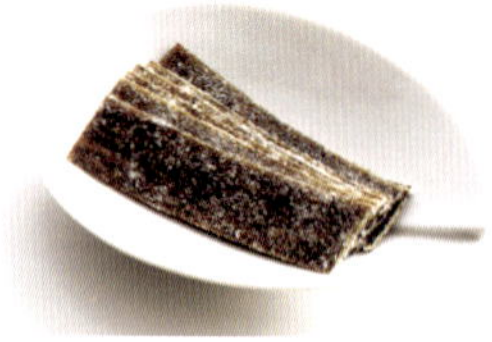

昆布菓子

うまみ成分が多く、少量でも満足感が得られる。ミネラルが豊富に含まれ、有害物質や中性脂肪の排出を促す効果もある。

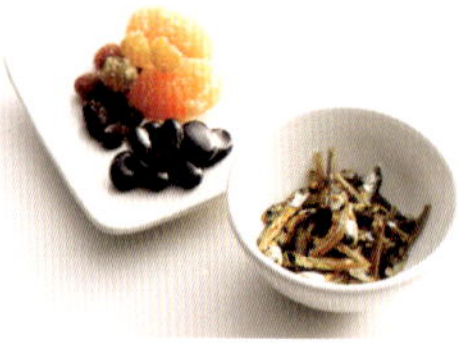

黒豆・甘納豆・小魚

甘いものが欲しいときは、栄養が豊富で甘みが強いものを食べると、少量で満足できるはず。小魚は精神安定効果もある。

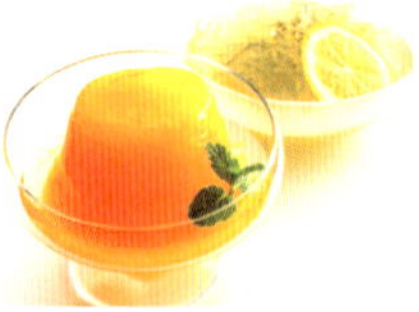

寒天ゼリー・ところてん

寒天は食物繊維が豊富でノンカロリー。ところてんは、はちみつとレモンの絞り汁をかけてさっぱり味に。

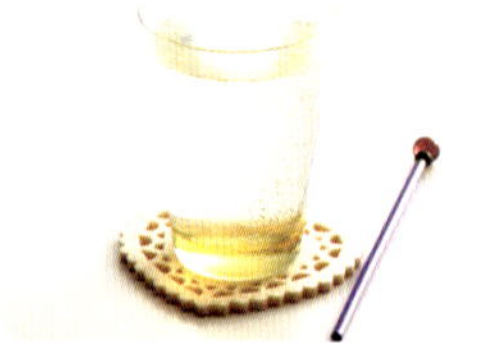

りんご酢サワー

脂肪燃焼や疲労回復効果のあるりんご酢を炭酸水で割るだけ。すっきりとして、気分も爽快。はちみつを加えてもよい。

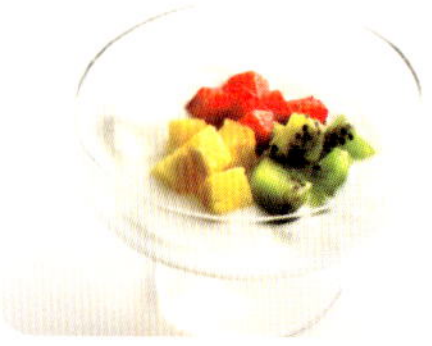

フルーツ入りヨーグルト

腸内環境を整える乳酸菌と酵素を補える。フルーツを切って混ぜるだけなので、多忙な日の朝ジュース代わりに最適。

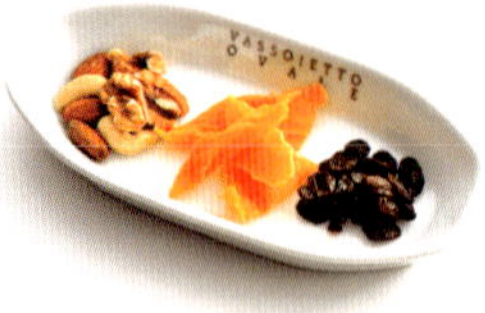

ナッツ類・ドライフルーツ

血糖値の上昇率が低いので脂肪になりにくく、食べ応えがあって満足感を得やすい。携帯にも便利。

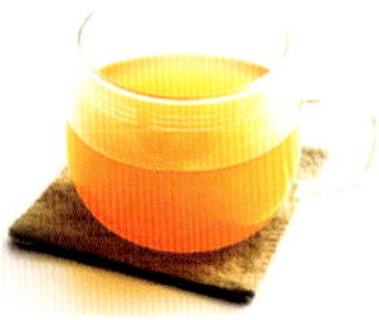

葛湯

とろみがお腹を満たして空腹感を和らげる。葛粉はからだを温めて体謝を上げる働きも。はちみつや果汁を加えてもよい。

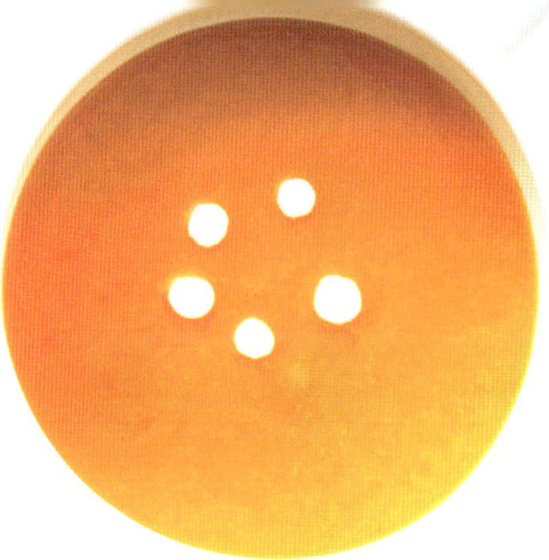

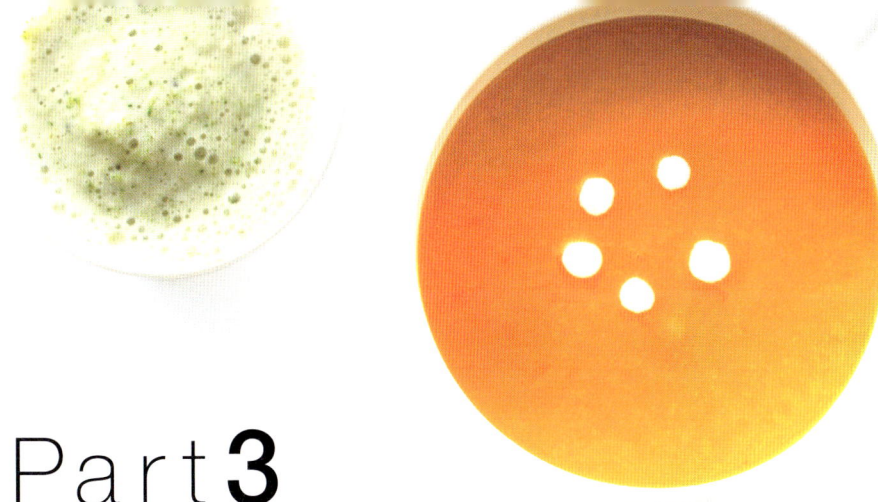

Part 3

2週間で3kgやせる！
短期集中プログラム

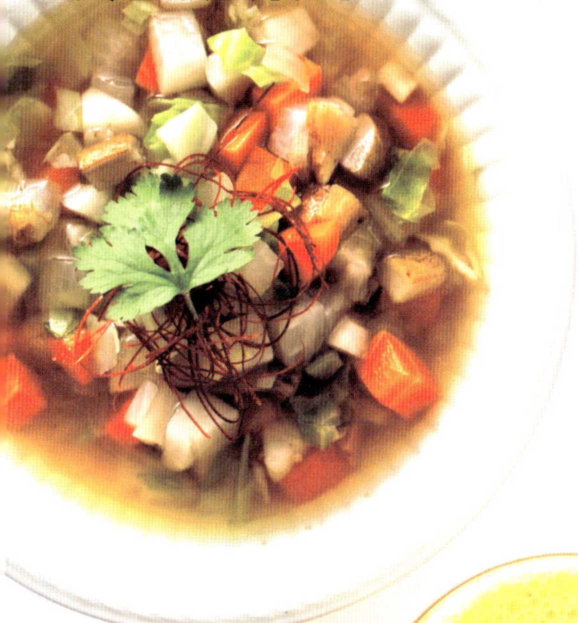

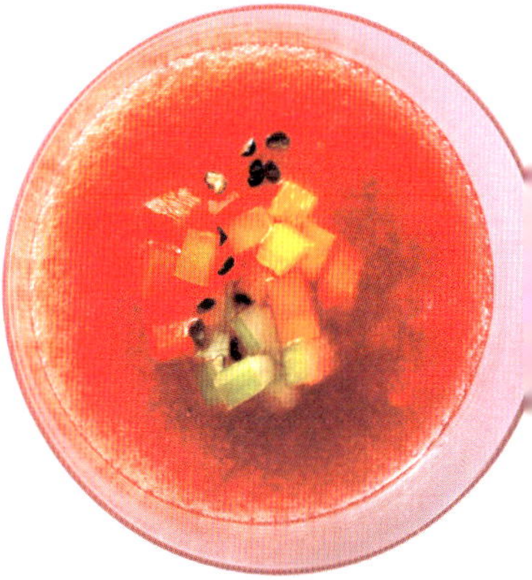

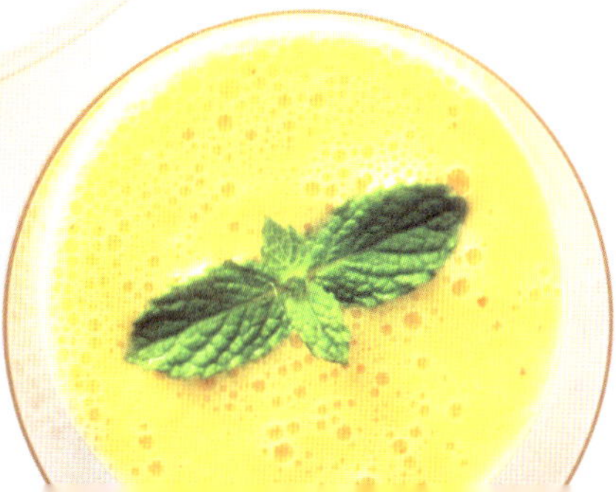

デトックス＆脂肪燃焼の
2ステップでやせる
短期集中プログラム

朝ジュースと夜スープを毎日の食事に取り入れれば、効率よくダイエットをすることができます。しかし、短期間でやせたいときや、なかなか体重が落ちないという場合におすすめなのが、２週間の短期集中プログラム。最初の２日間でデトックスをして体内環境を改善し、残りの12日間で脂肪を効率よく燃焼します。

最初の２日間は３食ともデトックスジュースに置きかえます。本来、働きが低下した内臓などを休ませてデトックスするには３日間が必要といわれますが、仕事の都合などでジュースだけの生活を３日間続けることは不可能な場合も多いはず。効果は多少下がりますが、週末などを利用して２日間、各器官にしっかり休息を与えましょう。体内に蓄積された毒素や有害物質が排出され、残り12日間の脂肪燃焼を促すことができます。12日間の脂肪燃焼期は、朝はジュース、夜はスープ、昼は消化のよいものなら、好きなものを食べてＯＫ！　そのあとの復食期には、リセットしたからだに負担をかけないように、野菜スープにおかゆを添えるなど、少しずつ食べる量を増やしていけばリバウンドの心配はありません。

このプログラムでは、最初の２日間がつらく感じられるでしょう。でもその山を乗り越えれば、便通や腸内環境が改善されて気持ちもすっきり。プログラム終了後には、人によって差はありますが、３kg前後の減量が見込めるはずです。２週間で目標をクリアしなかった場合は、もう１週間、脂肪燃焼期の生活を続けてみてください。体質やそのときの体調によって効果の出方には差があります。

また、２kg以上太ったときなどにこのプログラムを実行するのもおすすめ。自分なりの体重をコントロールする方法を知っておくと、人生をもっと楽しく生きることができるはずです。

ラクラク成功！ 基本のルール

お腹いっぱいになるまで何杯飲んでもOK

デトックス期や脂肪燃焼期のスープやジュースは好きなだけ飲んでOK。満腹になれば、精神的にも満たされるので、空腹の反動による暴飲暴食や早食いの心配がありません。イライラするときは、ハーブティーがおすすめです。

まずは1週間を目標に続けてみる

このプログラムの期間は2週間ですが、朝ジュースや夜スープ生活になじみのない人やストレスを感じる場合は、まずは1週間を目標に続けてみてください。その期間に体内の毒素や老廃物が排出され、やせる準備が整います。

脂肪燃焼期の昼食は好きなものを自由に

このプログラムのいちばんの特徴は昼食に好きなものを食べられることです。ランチの楽しみがあると、ダイエット期間を無理なく乗り切れます。朝と夜の食事では摂りにくい、たんぱく質などの栄養を補うことを心がけましょう。

短期集中プログラム　スケジュール表

朝　昼　夜

Step 1 デトックス期

最初の2日間

ジュースのみの食事で酵素、ビタミン、ミネラルを補給。消化器を休め、体内環境を改善。

朝：

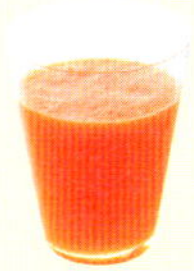

基本のにんじんジュース

昼：

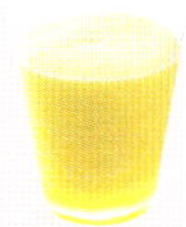

好きなデトックスジュース

夜：

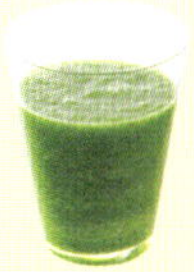

好きなデトックスジュース

＊基本のにんじんジュースは必ず1日1回飲む。昼か夜でもよい。

Step 2 脂肪燃焼期

残り12日間

朝ジュースと夜スープでからだに必要な栄養素を効率よく補いながら脂肪を燃やす。

朝：

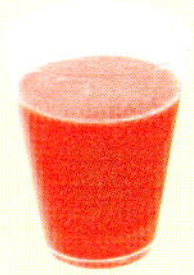

好きな脂肪燃焼ジュース

昼：

好きなもの
（消化のよい和食など）

夜：

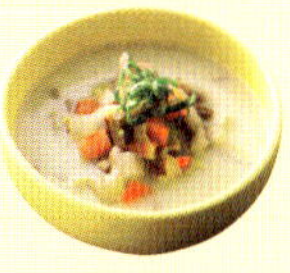

好きな脂肪燃焼スープ

復食期

1～2週間を目安に、夜は野菜スープ、お粥（茶碗½杯以下）など、消化のよい食事で胃腸をならす。

朝：

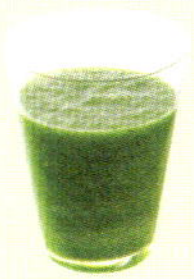

好きなジュース

昼：

好きなもの
（消化のよい和食など）

夜：

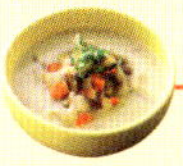

＋お粥

好きな脂肪燃焼スープ
（ほかにサラダ、発酵食品、生ものなど）

Step1 デトックス期

2日間

3食ジュースで徹底デトックス

　ダイエット効果を上げるには、まずからだの中をきれいにして、体内環境を整えることが大切です。宿便や、食品添加物、残留農薬などの有害物質、汚染された水道水や魚介類に含まれる有害ミネラルなどの毒素が体内にたまると、内臓や細胞、酵素の働きが妨げられます。さらに、脂肪を分解する力が低下し、代謝が下がる原因にもなります。体内に滞った毒素や老廃物を排出するために、最初の２日間は３食ともデトックスジュースに置きかえましょう。ジュースは、お腹いっぱいになるまで何杯でも飲んでＯＫ！

　P49でご紹介する「基本のにんじんジュース」は、デトックスの定番ジュースです。1日1回このジュースを飲めば、減量中に不足しがちな栄養素を補いながら、毒素や老廃物の排出を促すことができます。残り２食はほかのデトックスジュースを選んでOK。とくに初日はイライラしたり空腹を感じるかもしれません。でも、２日間がんばって行えば各器官をゆっくり休ませることができ、全身の細胞が活性化され、ダイエット効果がうんと高まります。昼食を外出先で摂る場合は、ジュースの代わりにバナナやりんごなどのフルーツを食べると、ジュースと同じような効果が得られます。

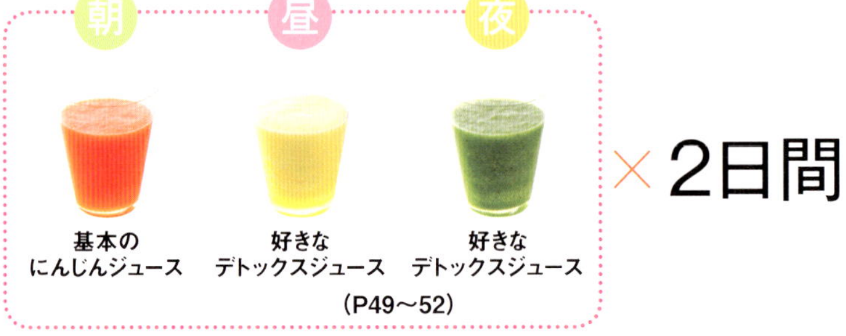
朝
昼
夜
基本の
にんじんジュース
好きな
デトックスジュース
好きな
デトックスジュース
(P49～52)
×2日間

基本の
にんじんジュース
ジンジャー風味

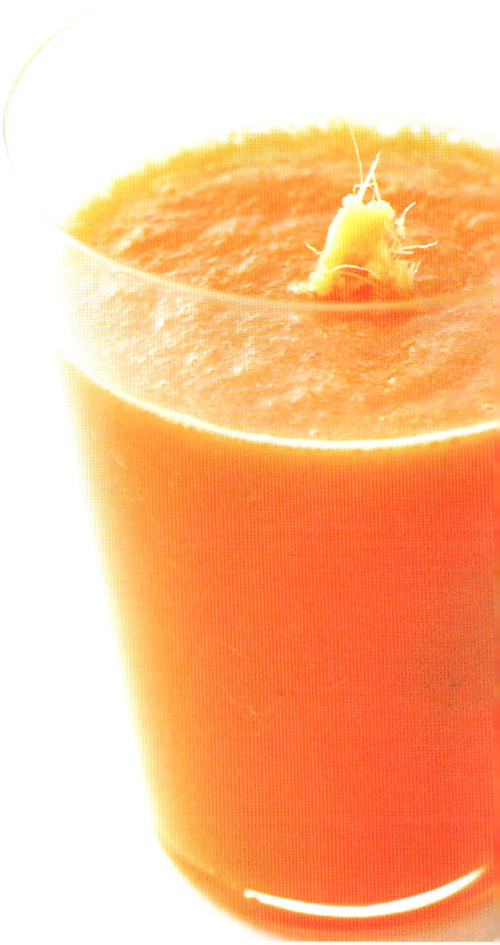

にんじんとりんごは栄養バランスが抜群。エネルギー源となる糖質のほか、代謝に必要なビタミンやからだの機能を整えるミネラルをたっぷり含みます。この２つの食材をジュースにして飲めば、豊富な酵素の力で代謝が活発になり、蓄積された毒素や老廃物がスムーズに排出されるはず。さらにしょうがを加えれば、血行が促進され、冷えやむくみ、風邪などの症状の心配もなし！

材料

にんじん……小１本（100g）
りんご……½個（100g）
水……50㎖
レモンの絞り汁……少々
好みでしょうがのすりおろし……½かけ分（5g）

作り方

1 にんじん、りんごは一口大に切る。
2 しょうが以外の材料をミキサーに入れ、なめらかな液状になるまで攪拌《かくはん》する。
3 **2**を器に注ぎ、しょうがを加えて混ぜる。

◎オリーブオイルなどを少々加えると、にんじんの栄養の吸収がよくなる。

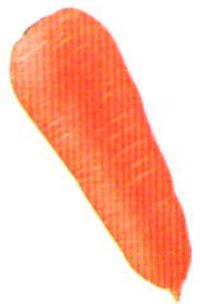

にんじん

活性酸素の害を抑えるβ-カロテンの含有量はトップクラス。老化防止にも効果的。

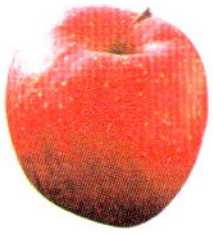

りんご

水溶性食物繊維のペクチンが有害物質を吸着して排出。善玉菌を増やし、腸内環境を整える。

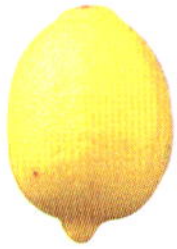

レモン

抗酸化作用のあるビタミンCを多く含み、活性酸素を除去する働きがある。免疫力を上げる効果も。

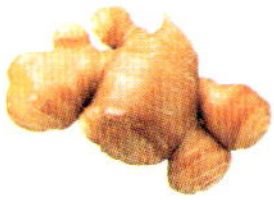

しょうが

水分代謝を高め、尿や汗からの毒出しを強化。腸の蠕動《ぜんどう》運動をよくして便秘を改善する。

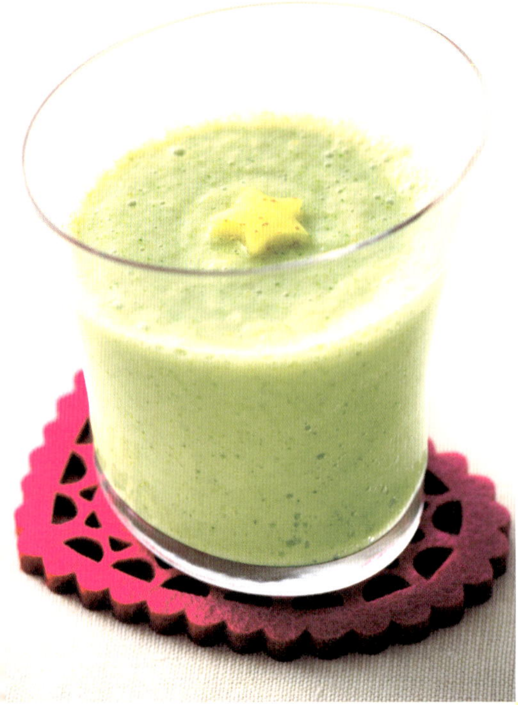

そよ風グリーンソイ

爽やかな青りんごの毒出しジュース。ブロッコリーは肝臓の解毒作用を強化し、有害な活性酸素の働きを抑える。

材料

ブロッコリー……3房(30g)
青りんご……½個(100g)
豆乳(無調整)……100㎖
レモンの絞り汁……少々

作り方

1 ブロッコリー、青りんごは一口大に切る。
2 すべての材料をミキサーに入れ、なめらかな液状になるまで攪拌する。

ルージュクレンザー

有害ミネラルの無毒化を促進するトマトのセレンと、抗酸化力のあるにんじんの食物繊維がコラボ。毒出しに効く一杯。

材料

にんじん……小½本(50g)
ミニトマト……2個(20g)
ドライあんず……2個
グレープフルーツ(ルビー)
……½個(果汁100㎖)＊
レモンの絞り汁……少々
＊市販の果汁100％ジュースで代用可。

作り方

1 グレープフルーツはスクイーザーで果汁を絞る。ミニトマトはへたを取って一口大に切る。にんじんも一口大に切る。
2 すべての材料をミキサーに入れ、なめらかな液状になるまで攪拌する。

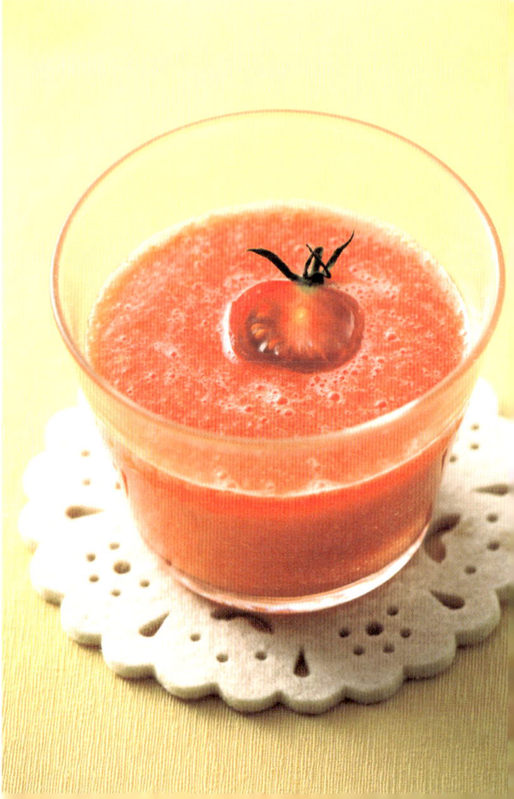

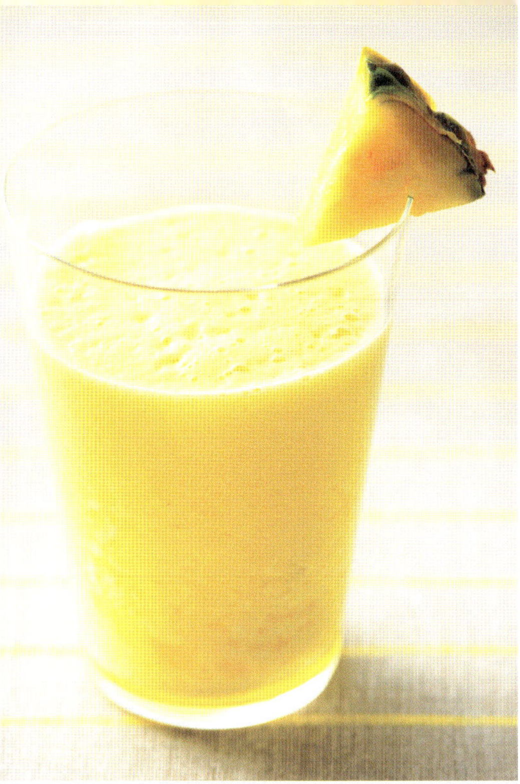

南国大根

大根のイソチオシアネートが肝臓の解毒作用を強化し、食物繊維が腸内の毒素をからめて排出。消化酵素ジアスターゼも豊富。

材料

大根……2㎝(50g)
パイナップル……¼個(100g)
水……100㎖

作り方

1 パイナップルは皮をむいて一口大に切る。大根も一口大に切る。

2 すべての材料をミキサーに入れ、さらりとした液状になるまで攪拌する。

◎大根の苦みが苦手な場合は皮をむく。

ビタCチャージ

小松菜とキウイのビタミンCパワーで活性酸素を除去。肌荒れやストレス解消にも効果のあるグリーンジュース。

材料

小松菜……1株(30g)
キウイ……½個(50g)
オレンジ……1個(100g)
水……50〜70㎖
レモンの絞り汁……少々

作り方

1 小松菜はざく切りにする。キウイ、オレンジは皮をむき、一口大に切る。

2 すべての材料をミキサーに入れ、なめらかな液状になるまで攪拌する。

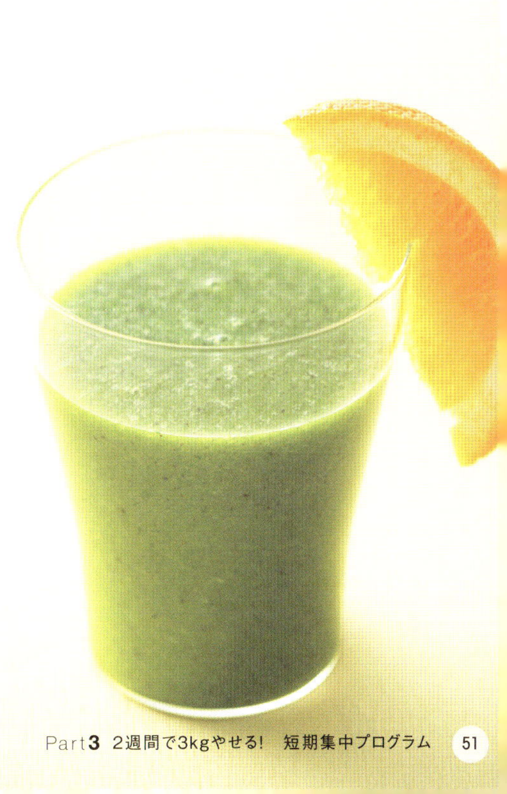

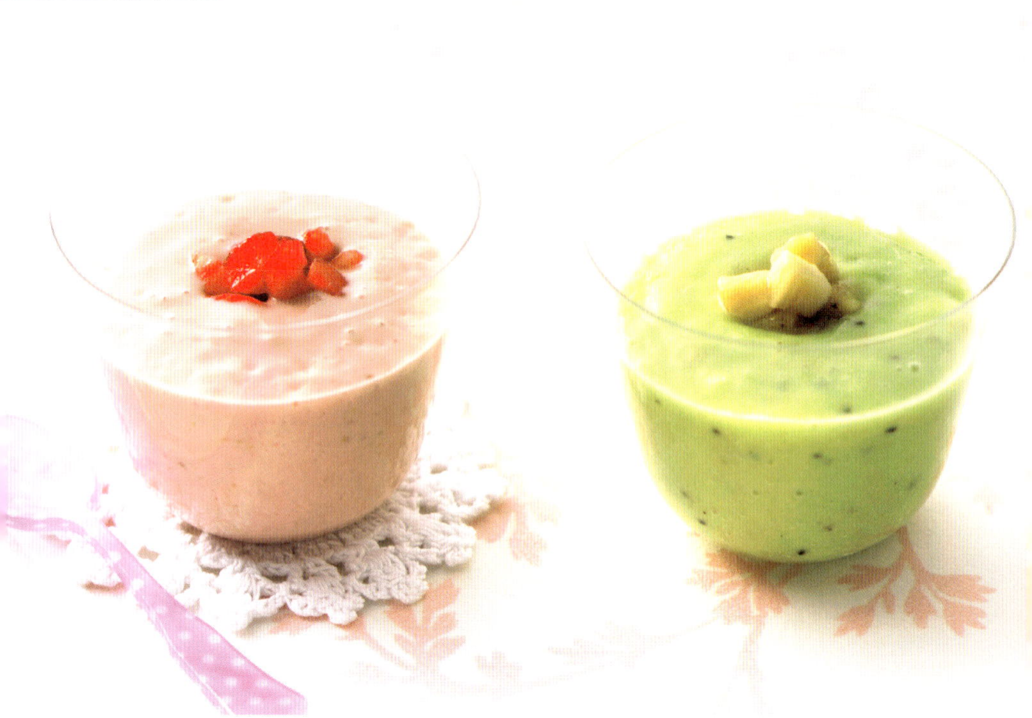

スイートハート

とろっと甘いいちごムース風。アボカドの脂質、いちごの食物繊維リグニンがコレステロールの吸収を抑えて体外へ排出する。

材料

いちご……6個（80g）
アボカド……¼個（30g）
豆乳（無調整）……100ml

作り方

1 いちごはへたを取り、アボカドは皮をむき、それぞれ一口大に切る。
2 **1**と豆乳をミキサーに入れ、とろりとした液状になるまで攪拌する。

◎甘みが足りない場合は、小さく刻んだいちごを混ぜるとよい。

スーパーデトックス

毒出し３食材のアボカド、キウイ、バナナを合わせたスペシャルジュース。酵素と食物繊維の力で腸内を大掃除。

材料

アボカド……¼個（30g）
キウイ……½個（50g）
バナナ……½本（50g）
水……50ml

作り方

1 アボカド、キウイ、バナナは皮をむき、一口大に切る。
2 **1**と分量の水をミキサーに入れ、とろりとした液状になるまで攪拌する。

◎甘みが足りない場合は、小さく刻んだバナナを混ぜるとよい。

ダイエット中のストレスを解消

ほっと ひと息つける飲みもの

ダイエット中はストレスをためないことが大切です。イライラしたり、元気が出なかったり……。
そんな心とからだを癒してくれるハーブティーをご紹介します。

ミント緑茶

ミントの香りで気分爽快。緑茶の渋み成分カテキンは、肝臓での脂質代謝を活発にし、脂肪の燃焼を促す。

材料

ミントの葉
……大さじ山盛り2
緑茶（ティーバッグ）……1袋
熱湯……200㎖

作り方

ミントの葉と緑茶を器に入れて熱湯を注ぎ、ふたをして2～3分抽出したら、ティーバッグを取り出す。

◎ミントの香りが強い場合は抽出後に葉を取り出す。

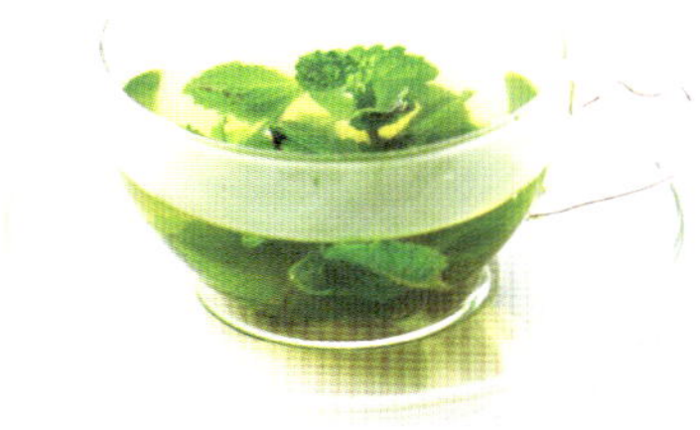

ハイビスカスレモンティー

美しいルビー色の一杯。爽やかな酸味のクエン酸やハイビスカス酸は新陳代謝を高め、肉体疲労を癒す。

材料

ハイビスカスティー
（ティーバッグ）……1袋＊
レモン（輪切り）……1枚
熱湯……200㎖

作り方

ティーバッグを器に入れて熱湯を注ぎ、2～3分抽出したらティーバッグを取り出し、レモンの輪切りを入れる。

＊ハイビスカス＆ローズヒップティーでもよい。

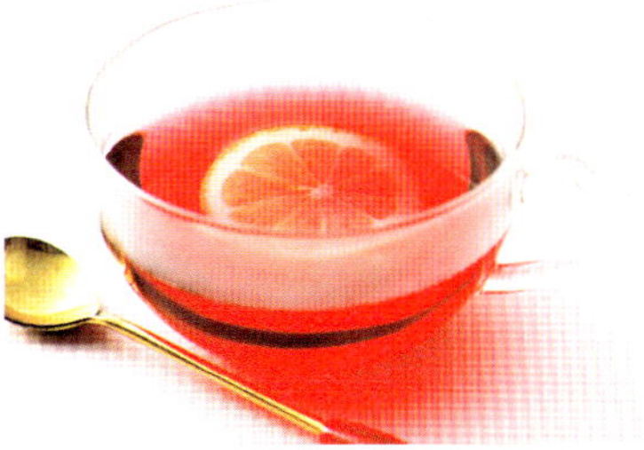

ローズマリーはちみつティー

上品で刺激的な香りがクセになる。ローズマリーは血行を促して代謝を活発にし、心身のパワーを高める。

材料

ローズマリー……1枝
はちみつ……小さじ2
熱湯……200㎖

作り方

はちみつ、ローズマリーを器に入れて熱湯を注ぎ、1分ほど抽出する。

◎ローズマリーの香りが強い場合は抽出後に取り出す。

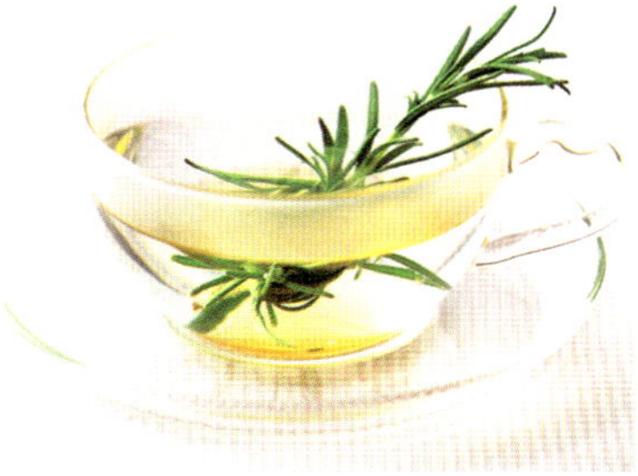

Step 2 脂肪燃焼期

12日間

朝ジュース×夜スープで脂肪燃焼！

2日間のデトックスジュースで体内をきれいにしたら、残り12日間は、脂肪燃焼朝ジュース×夜スープでやせる力を高めましょう。朝は酵素たっぷりの脂肪燃焼ジュースで排泄を促して代謝を高め、夜は野菜たっぷりの脂肪燃焼スープでやせるための栄養素を補えば、朝と夜の相乗効果で脂肪が燃えやすくなります。ジュースもスープも、お腹いっぱいになるまで摂ってＯＫ！

昼は好きなものを食べてかまいません。ダイエット効果をさらに上げるには、酵素が多く消化のよい生野菜サラダや刺身、発酵食品、低カロリーの和食を中心に腹八分目を心がけて。朝ジュースと夜スープで摂りにくい魚などのたんぱく質や玄米などの炭水化物も控えめに補うと、栄養バランスが整い、代謝が高まります。

脂肪燃焼ジュースは、脂肪燃焼を促す食材を使った生ジュースです。好みの素材や味、目的に合わせて選びましょう。脂肪燃焼スープは、毒出しや脂肪燃焼を促す食材を組み合わせ、その相乗効果で腸内環境を整え、脂肪を燃えやすくするスープです。「脂肪燃焼スープの素」をまとめて作り、好みの調味料や野菜を加えて温めるだけ。毎日の生活に負担をかけないので、無理なく続けられます。

朝

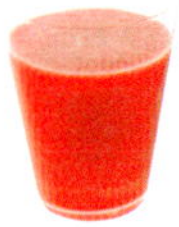

好きな
脂肪燃焼ジュース
（P55～61）

昼

好きなもの
（消化のよい
和食など）

夜

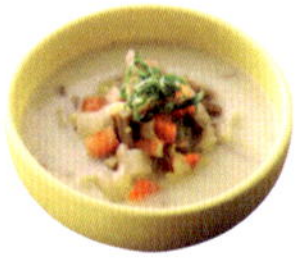

好きな
脂肪燃焼スープ
（P64～70）

×12日間

フルーティートマト

グレープフルーツのナリンギンとトマトの成分が中性脂肪を分解して脂肪を燃焼！シトラスの香りと酸味で飲みやすい。

材料

トマト……小1個（100g）
グレープフルーツ（ルビー）……$\frac{1}{2}$個（100g）
レモンの絞り汁……少々
塩……少々

作り方

1. トマトはへたを取り、グレープフルーツは皮をむき、それぞれ一口大に切る。
2. 塩以外の材料をミキサーに入れ、なめらかな液状になるまで攪拌し、塩で味をととのえる。

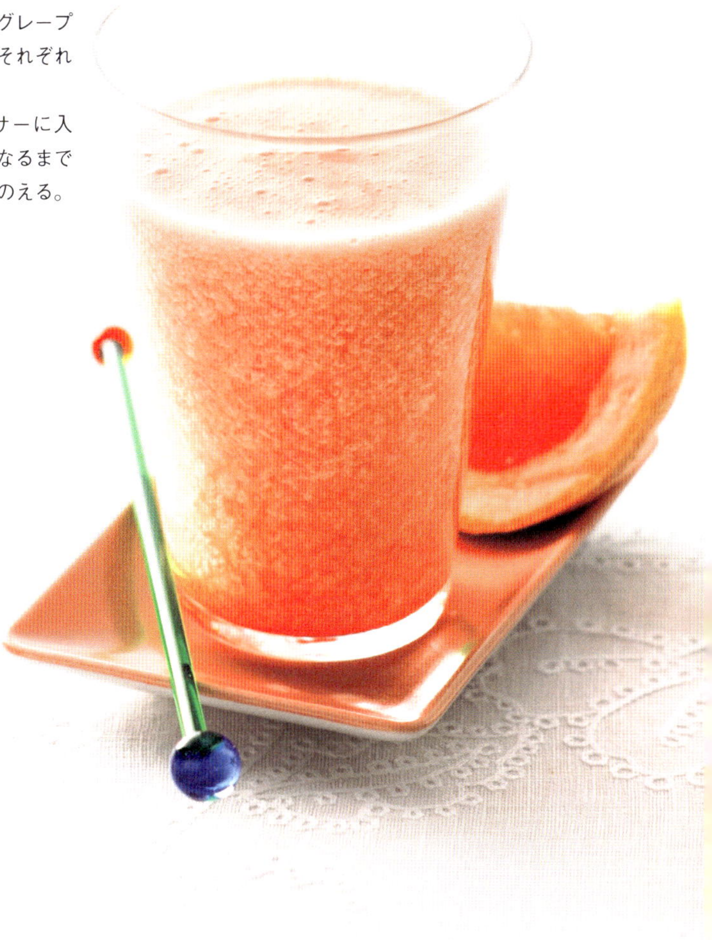

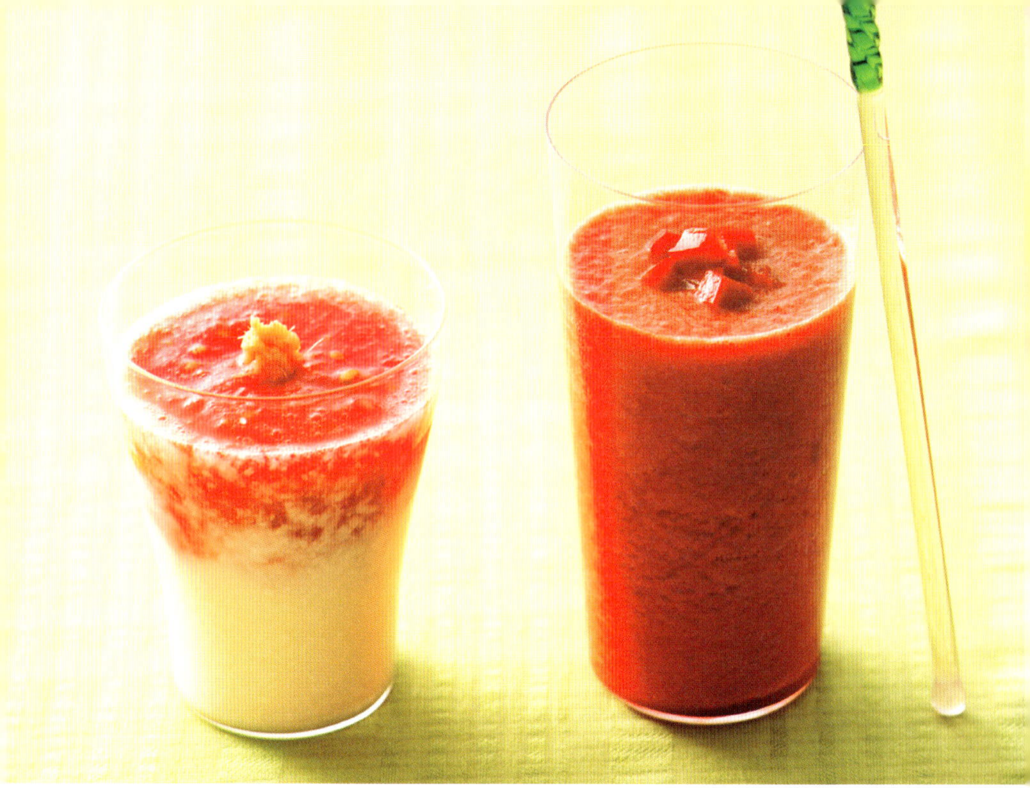

トマトジンジャー甘酒

優しい甘さのトマトジュース。飲む点滴といわれる甘酒とトマトの相乗効果で脂肪を燃やし、代謝アップ。

材料

トマト……小1個(100g)

甘酒(米麹)……100ml

しょうがのすりおろし……少々

作り方

1 トマトは皮つきのままおろし器ですりおろす。

2 器に甘酒を入れ、**1**としょうがを加えてよく混ぜる。

スパイシーショック

唐辛子&ガーリックが刺激的な、冷製トマトスープ風。脂肪を燃やす食材をミックスしたスペシャルな一杯。

材料

トマト……1個(140g)

パプリカ(赤)……$\frac{1}{2}$個

にんにく(薄切り)……1枚

A | オリーブオイル……2～3滴
白ワインビネガー(りんご酢でも可)、塩……各少々
レッドペッパー、黒こしょう……各1ふり

作り方

1 トマト、パプリカはへたを取り、一口大に切る。

2 **1**とにんにくをミキサーに入れ、なめらかな液状になるまで攪拌し、器に注ぐ。

3 **2**に**A**を加え、味をととのえる。

サマートリップ

夏の避暑地を思い起こさせるジュース。パイナップルのクエン酸で疲労回復し、オレンジの香り成分リモネンで脂肪を燃焼。

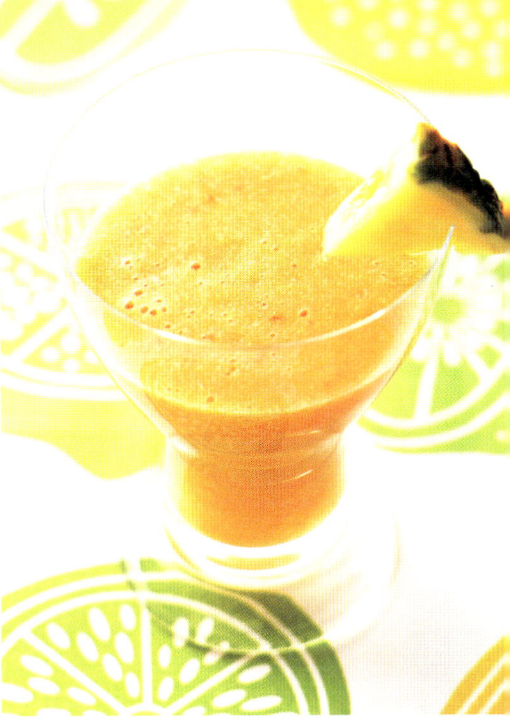

材料

トマト……½個（70g）
パイナップル……⅛個（50g）
オレンジ……1個（100g）
レモンの絞り汁……少々

作り方

1. パイナップルとオレンジは皮をむき、トマトはへたを取り、それぞれ一口大に切る。
2. すべての材料をミキサーに入れ、なめらかな液状になるまで攪拌する。

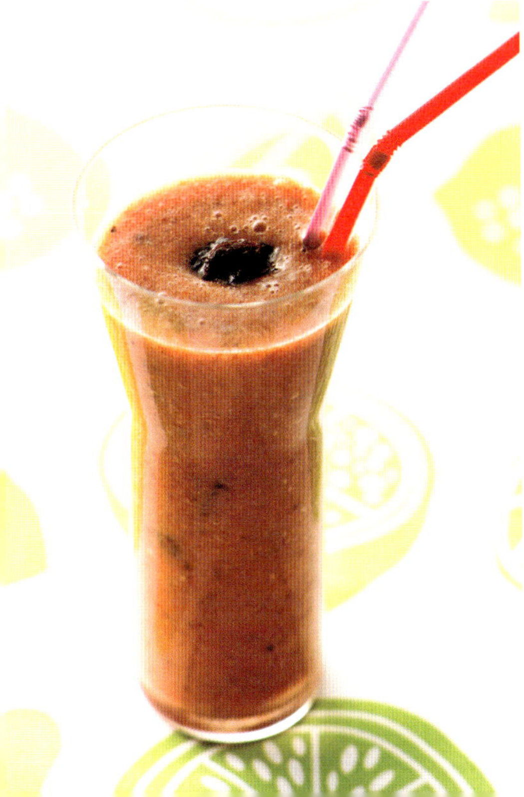

レーズンショック

甘酸っぱい新感覚のトマトジュース。凝縮したレーズンのミネラルがからだの機能を高め、トマトの力で脂肪を燃やす！

材料

トマト……1個（140g）
レーズン……25粒（10g）

作り方

1. トマトはへたを取り、一口大に切る。
2. すべての材料をミキサーに入れ、とろりとした液状になるまで攪拌する。

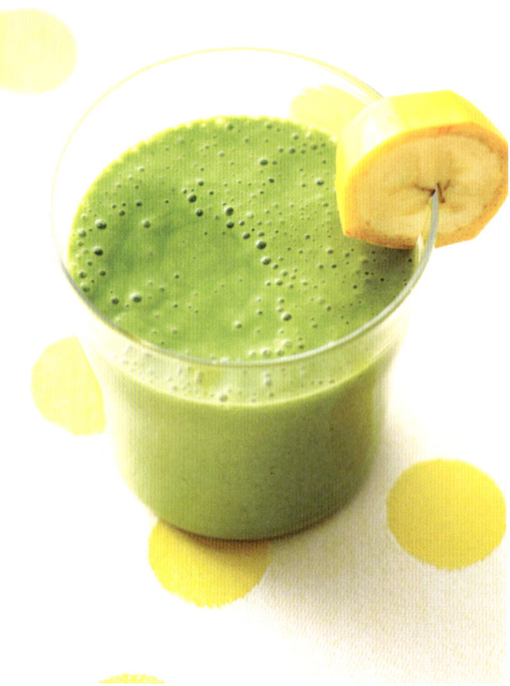

抹茶バナナミルキー

抹茶の香りのバナナ豆乳。抹茶のカテキンは肝臓での脂質代謝を活発にして脂肪燃焼を促進。肥満予防に効果大。

材料

バナナ……$\frac{1}{2}$本(50g)
抹茶……大さじ$\frac{1}{2}$
豆乳(無調整)……150ml
はちみつ……小さじ1

作り方

1 バナナは皮をむき、一口大に切る。
2 すべての材料をミキサーに入れ、とろりとした液状になるまで攪拌する。

グリーンメープルソイ

メープル風味の緑茶ミルク。脂肪分解を促すカフェインと、脂肪を燃やす茶カテキンの力で体内スリム化を促進。

材料

緑茶……小さじ2
豆乳(無調整)……200ml
メープルシロップ……小さじ2

作り方

すべての材料をミキサーに入れ、なめらかな液状になるまで攪拌する。

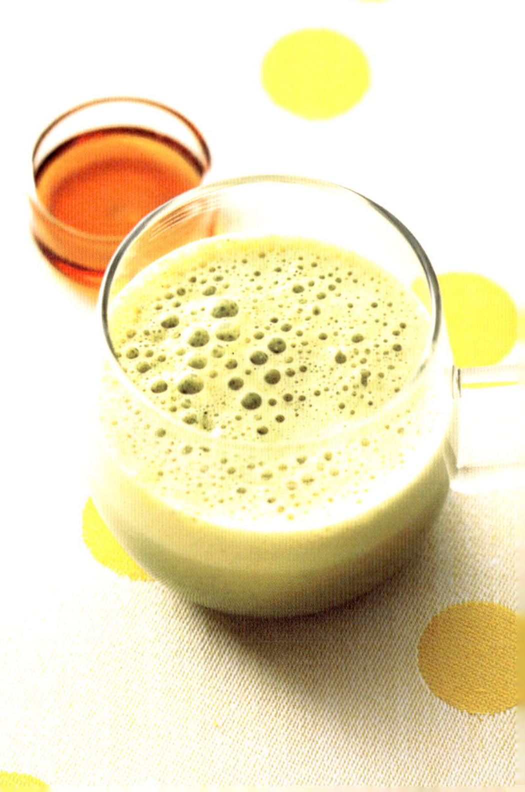

大葉ゴーヤアップル

大葉とゴーヤで毒出しを強化し、りんごポリフェノールで中性脂肪をぐんぐん燃やす！　大葉の風味が爽やか。

材料

ゴーヤ……30g
りんご……½個（100g）
水……100㎖
青じそ……1枚

作り方

1 ゴーヤは縦半分に切り、わたと種を取り、一口大に切る。りんごは一口大に切る。青じそは茎の部分を除く。
2 すべての材料をミキサーに入れ、なめらかな液状になるまで攪拌する。

◎ゴーヤの苦みが苦手な場合は、塩でもみ、よく洗ってから使う。

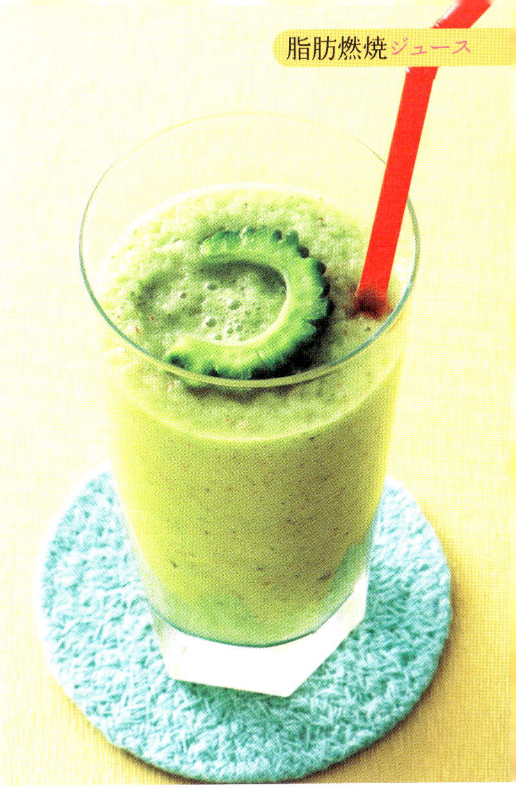

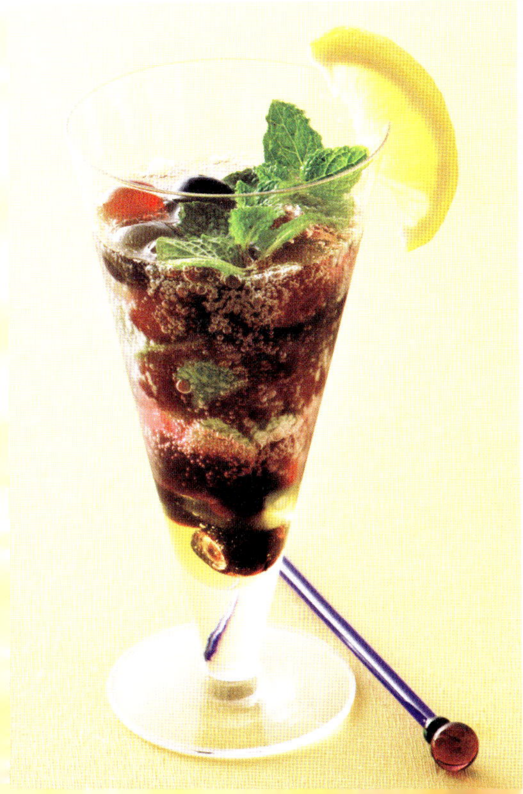

ぶどうとレモンの爽やかモヒート

ミントとぶどうの爽快サワー。ぶどうのレスベラトロールが、脂肪を減らす働きのあるサーチュイン遺伝子を活性化する。

材料

ぶどう（デラウエア）、ブルーベリー……各15粒
ミントの葉……1つかみ（30枚）
レモン……½個
きび砂糖……大さじ1
炭酸水……適量

作り方

1 レモンはよく洗い、くし形に切ったあと、横半分に切る。
2 器にミントの葉、きび砂糖、**1**を入れ、果汁がなじむようにめん棒などで強めに押しつぶす。
3 **2**にぶどうとブルーベリーを加え、炭酸水を注ぐ。果肉をつぶしながら飲む。

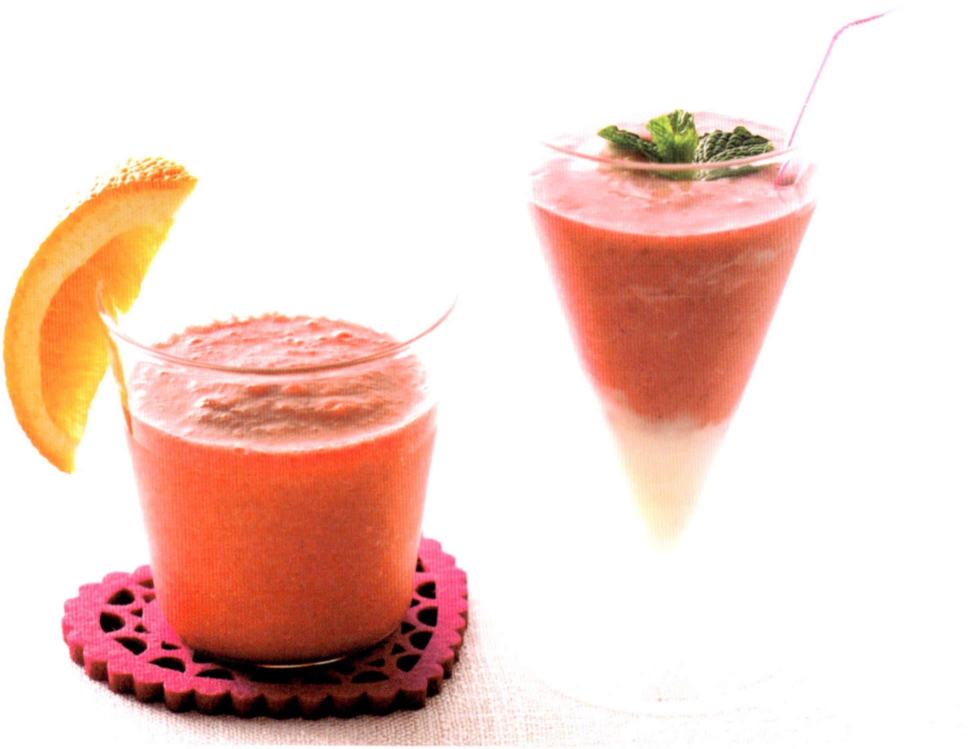

ラズベリーオレンジ

甘酸っぱいデザート風ドリンク。ラズベリーの香り成分、ラズベリーケトンで脂肪を燃やし、オレンジのリモネンで代謝を促進。

材料

ラズベリー……80g＊
オレンジ……1 ½個（150g）
＊冷凍品でも可。

作り方

1 オレンジは皮をむき、一口大に切る。
2 すべての材料をミキサーに入れ、とろりとした液状になるまで攪拌する。

ラズベリーラッシー

２色使いの爽やかドリンク。ラズベリーの甘い香り成分には脂肪と脂肪分解酵素リパーゼを結びつける働きがある。

材料

バナナ……½本（50g）
ラズベリー……50g＊
ヨーグルト（プレーン）……50㎖
＊冷凍品でも可。

作り方

1 バナナは皮をむき、一口大に切る。ヨーグルト大さじ1を器に入れる。
2 残りのヨーグルトとバナナ、ラズベリーをミキサーに入れ、なめらかな液状になるまで攪拌し、ヨーグルトを入れた**1**の器に注ぐ。

トマトピーチネクター

脂肪を燃やすトマトと桃のカテキンの抗酸化作用で体内を活性化。トマトが苦手でもごくごく飲めるほどフルーティー！

材料

トマト……1個（140g）
桃……½個（100g）
好みではちみつ……小さじ1

作り方

1 トマトはへたを取り、桃は皮をむき、それぞれ一口大に切る。
2 すべての材料をミキサーに入れ、とろりとした液状になるまで攪拌する。

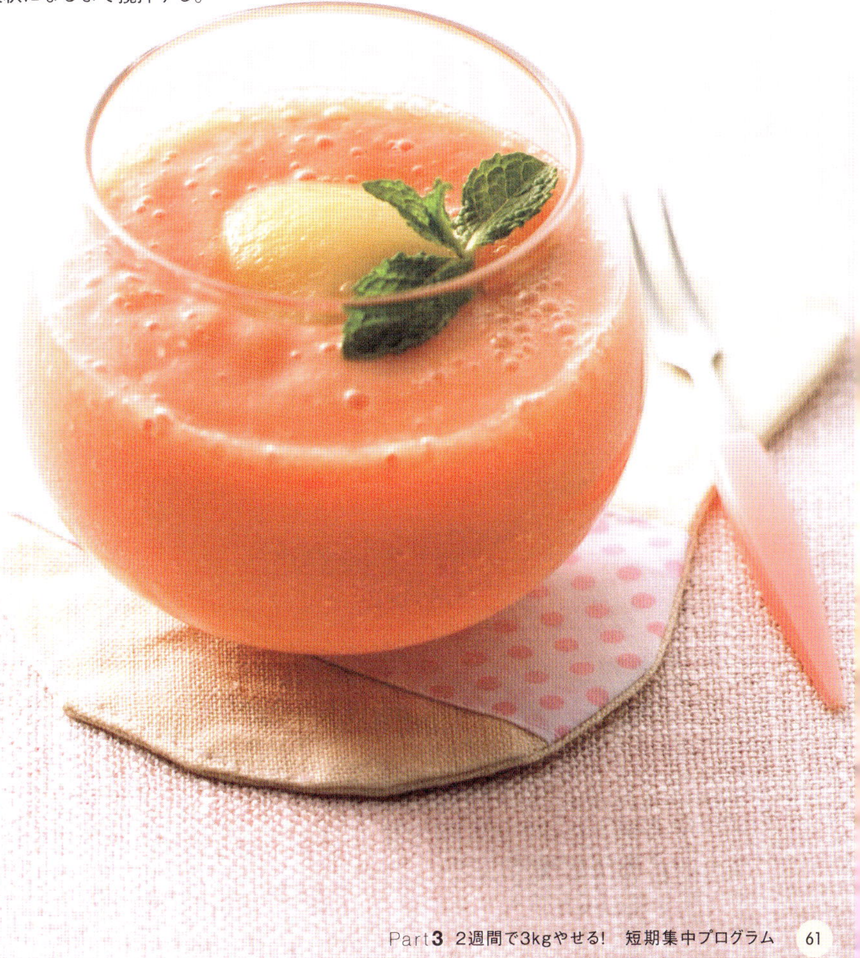

野菜を重ねて蒸して「脂肪燃焼スープの素」を作ろう

玉ねぎ、キャベツ、にんじん、れんこん、大根、ごぼうなど、全8種類の野菜を切って蒸すだけで、野菜のパワーが溶け込んだ「脂肪燃焼スープの素」のできあがり。これさえ作っておけば、好きな調味料や素材を加えるだけでおいしいスープが完成します。少量の水と塩で蒸すシンプルな調理法なので日持ちがよく、冷蔵で5日、冷凍なら2週間の保存が可能です。

脂肪燃焼スープの素

材料（4食分）

にんじん……小1½本
ごぼう……1本
れんこん……½節
大根……6cm
玉ねぎ……1個
キャベツ……⅛個
塩……小さじ1
水……150ml
にんにく、しょうが……各1かけ
（にんにく、しょうが以外の野菜は各150g）

「脂肪燃焼スープの素」の材料と効果

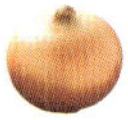

玉ねぎ

硫化アリルが毒素を排出し、肝臓の解毒作用を強化する。また、ケルセチンには、脂肪の吸収を抑制し、不要な脂肪を排出する働きがある。

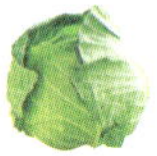

キャベツ

胃粘膜を守るビタミンUと食物繊維で腸の働きを活発にし、毒出し力を高めて脂肪を燃やしやすくする。ビタミンCやカルシウムはストレス緩和にも効果的。

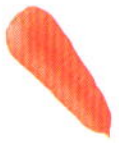

にんじん

ビタミン、ミネラルなどをバランスよく含み、それらの相乗効果で代謝アップ。抗酸化作用のあるβ-カロテンも豊富。

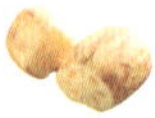

れんこん

粘り成分のムチンがたんぱく質や脂肪の消化を助ける。また、食物繊維が腸内の老廃物を排出し、便通を改善。腸内環境を整え、脂肪を燃えやすくする。

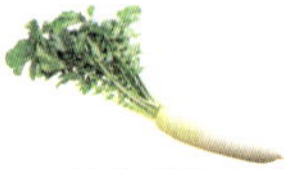

大根

辛み成分のアリル化合物には、解毒作用がある。消化酵素のジアスターゼがでんぷんを分解し、リパーゼが脂肪分解を促進して消化を助ける。

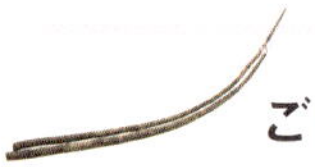

ごぼう

食物繊維を豊富に含み、頑固な便秘を改善。腸内の有害物質や老廃物を排出して腸内環境を整え、脂肪の燃焼効率を上げる。利尿作用、発汗作用にも優れている。

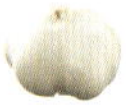

にんにく

スコルジニンが新陳代謝を活発にし、エネルギー代謝を促す。アリシンは脂質代謝を促進する。体内の異物や毒素を取り去り、肥満を防ぐ働きもある。

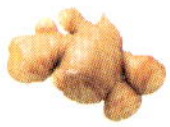

しょうが

辛み成分のジンゲロンとショウガオールが血行を促進し、からだを温める。その結果、代謝が活発になり、脂肪燃焼効率が高まる。

作り方

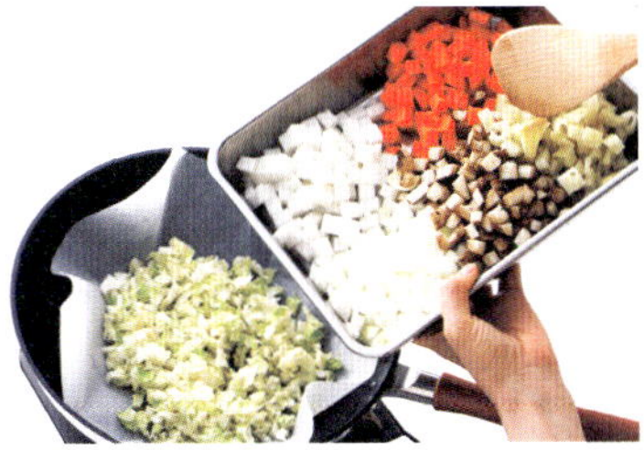

1 野菜を切ってフライパンに入れる

玉ねぎは皮をむき、ごぼうはたわしなどで泥を落とし、れんこん、大根は好みで皮をむく。にんにく、しょうがはみじん切りにし、それ以外の野菜は1㎝角に切り、大きめのフライパンか鍋に入れる。

◎野菜は大きさをそろえて切ると、均一に火が通る。せん切りや薄切りでもよい。

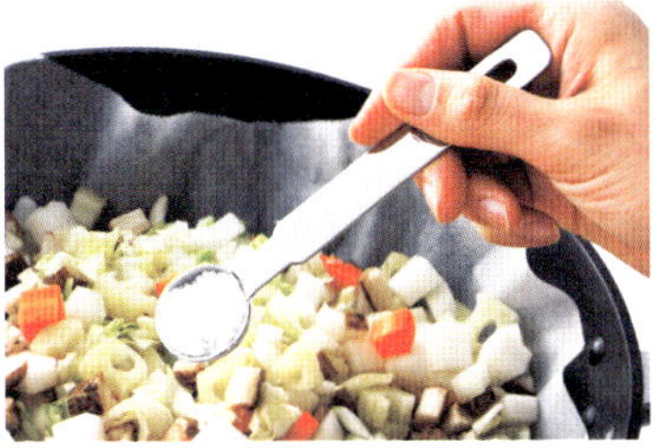

2 塩と水を加える

塩を全体にふりかけ、菜箸などでよく混ぜ合わせる。野菜が少ししんなりしたら、分量の水を加えて全体を平らにならす。

◎塩を加えることで、野菜の水分とうまみを引き出し、保存性を高める。

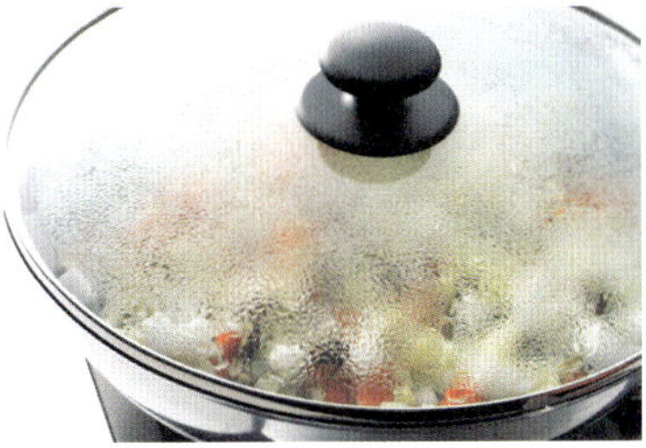

3 ふたをして弱火でじっくり蒸す

蒸気が逃げないようにしっかりふたをして、強火にかける。ふつふつと音がしてよい香りがしてきたら強めの弱火にし、25〜30分じっくり蒸し煮にする。

◎弱火でじっくり蒸し煮にすることで、根菜の甘みが引き出される。

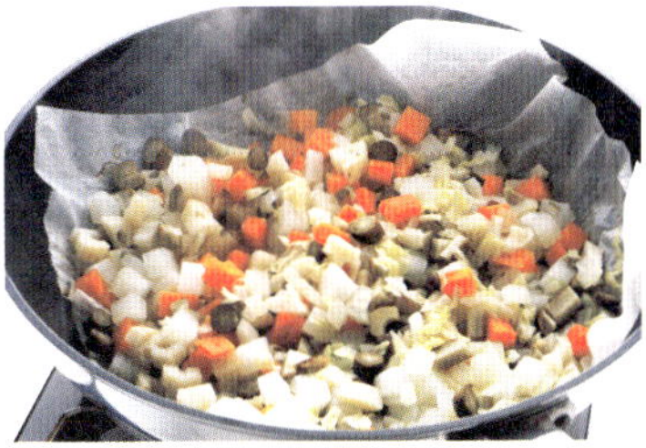

4 余熱で蒸らす

火を止めて、野菜がやわらかくなるまで、ふたをしたまま10分ほど余熱で蒸らす。粗熱がとれたら、保存容器に入れて冷蔵庫で保存する。

◎できあがりの量は、加熱前の半分以下になる。
◎できあがりの水分が多い場合は、腐りやすいので、ふたを取り、強火にかけて水分をとばす。

Point

・長時間蒸し煮にするので、焦げつきに注意。クッキングシートを下に敷くと焦げにくい。
・キャベツは重ねて蒸すと変色しやすいので、気になる場合は別鍋に少量の水と塩を入れて5分ほど蒸し煮にして、4のできあがりに混ぜるとよい。

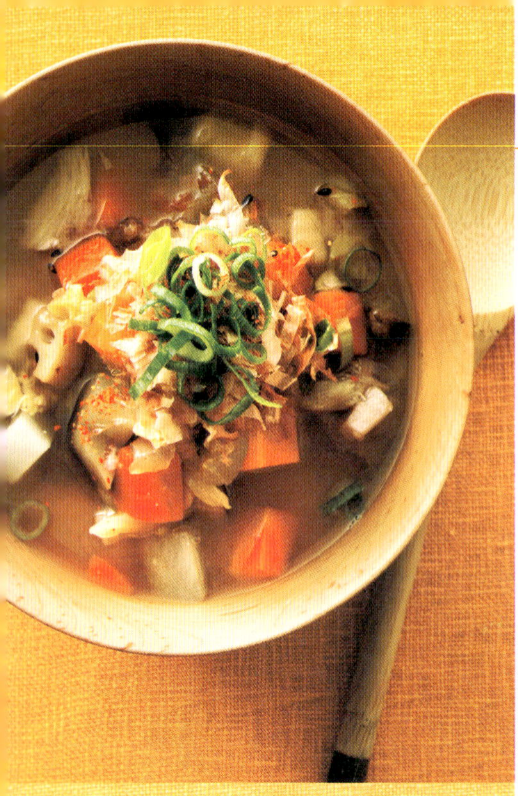

＋ みそ 酵母菌の力で善玉菌を増やす！
大豆を発酵させることでうまみもアップ。

みそ汁 かつお風味

お湯を注ぐだけ！　香り豊かなほっとする一杯。

材料

脂肪燃焼スープの素……カップ1
熱湯……200ml
かつお節……大さじ1
みそ……小さじ2
〈飾り用〉　かつお節、青ねぎ（小口切り）、
七味唐辛子……各少々

作り方

飾り以外の材料を器に入れてよく混ぜ、かつお節、青ねぎ、七味唐辛子を飾る。

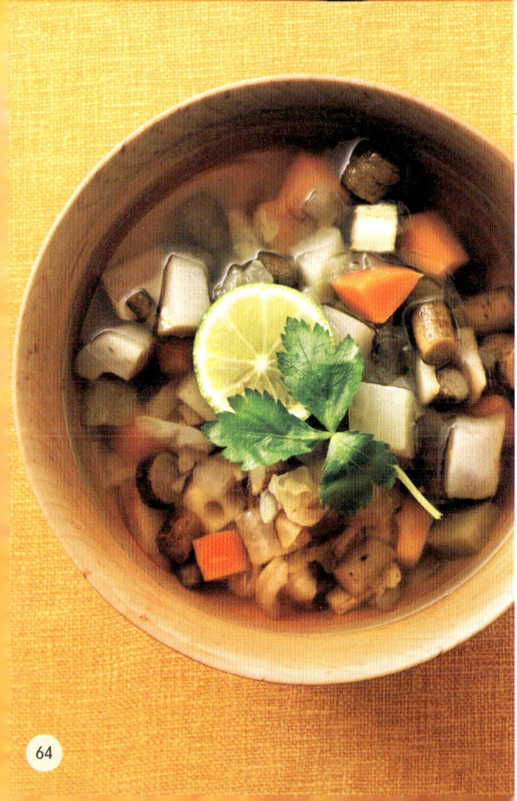

＋ しょうゆ 胃の消化活動をサポート。うまみを
加え、素材の味を引き立てる働きも。

すまし汁 しょうゆ風味

あっさり和風仕上げ。三つ葉の香りを添えて。

材料

脂肪燃焼スープの素……カップ1
かつおと昆布のだし……200ml＊
しょうゆ……小さじ1
〈飾り用〉　三つ葉……少々
すだち（輪切り）……1枚

＊和風だしの素（かつお・昆布）小さじ$\frac{1}{3}$＋水200ml で代用可。

作り方

飾り以外の材料を鍋に入れ、中火で一煮立ちさせる。器に盛り、三つ葉とすだちを飾る。

＋ カレー粉　黄色の正体はウコンのクルクミン。解毒作用があり、肝臓を強化する。

インド風スープ カレー風味

**スパイシーな香辛料で
からだの中からポカポカ！**

材料

脂肪燃焼スープの素……カップ1
<スープ>　野菜スープの素……小さじ1
水……200㎖
カレー粉……小さじ1
〈飾り用〉　パセリ、赤唐辛子……各少々

作り方

飾り以外の材料を鍋に入れ、中火で一煮立ちさせる。器に盛り、パセリ、赤唐辛子を飾る。

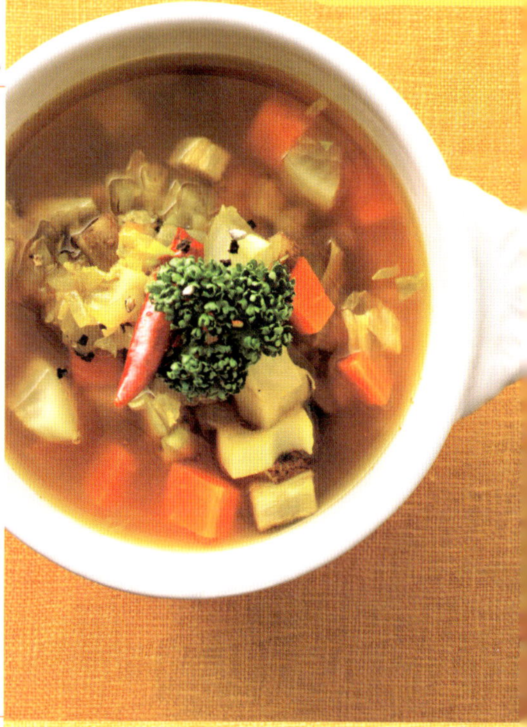

＋ 豆乳　良質なたんぱく質が豊富。イソフラボンで女性ホルモンの働きをサポート。

ピリ辛豆乳スープ
ゆずこしょう風味

**まろやかな豆乳スープに
ゆずこしょうでアクセントを。**

材料

脂肪燃焼スープの素……カップ1
<スープ>　昆布茶……小さじ1
水……150㎖
豆乳（無調整）……50㎖
ゆずこしょう……小さじ½
〈飾り用〉　青じそ（せん切り）、ゆずこしょう
……各少々

作り方

豆乳と飾り以外の材料を鍋に入れ、中火で一煮立ちさせる。沸騰直前で豆乳を加えて火を止める。器に盛り、青じそ、ゆずこしょうを飾る。

◎昆布茶は入れすぎると海藻臭さが出るので適宜加減する。
◎ゆずこしょうは種類によって辛さが違うので、好みで量を調整する。

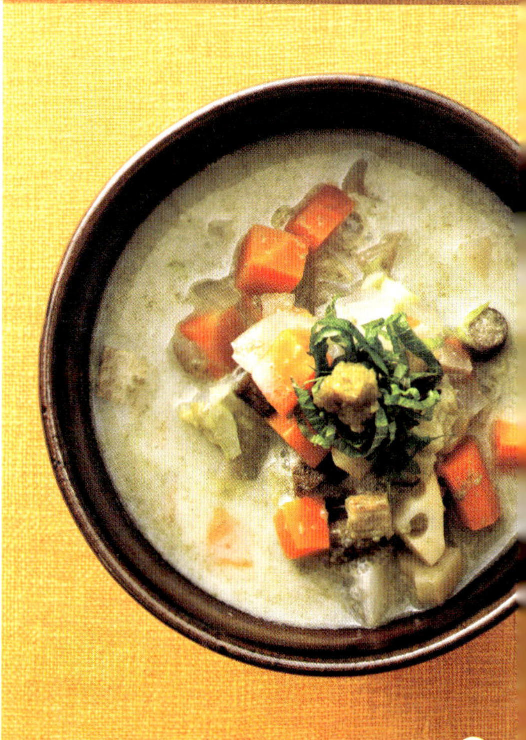

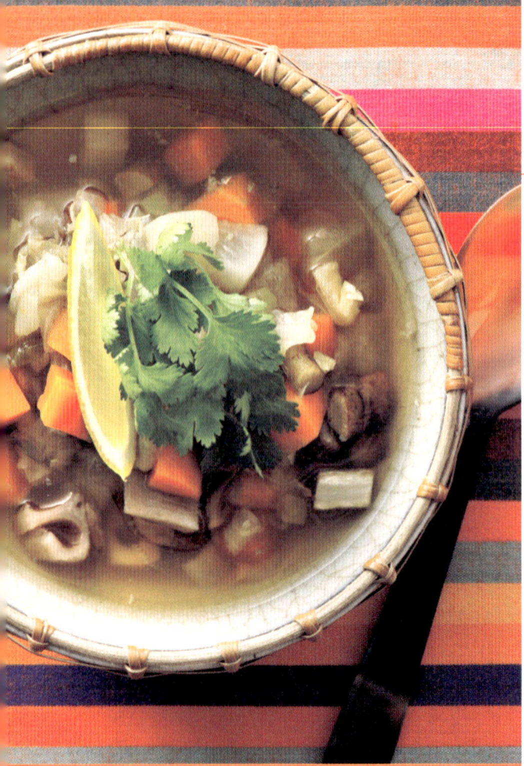

＋ ナンプラー

魚を塩と一緒につけ込んだタイの魚醤。
アミノ酸が豊富でうまみたっぷり。

タイ風スープ ナンプラー風味

毒出しに効く香菜が刺激的なアジアンスープ。

材料

脂肪燃焼スープの素……カップ1
＜スープ＞ 鶏がらスープの素……小さじ1/3
水……200ml
ナンプラー……小さじ1
〈飾り用〉 レモン（くし形切り）……1/8個
香菜《シャンツァイ》……少々

作り方

飾り以外の材料を鍋に入れ、中火で一煮立ちさせる。器に盛り、レモン、香菜を飾る。

◎ねぎオイル（P112参照）を少々加えるとコクが出る。

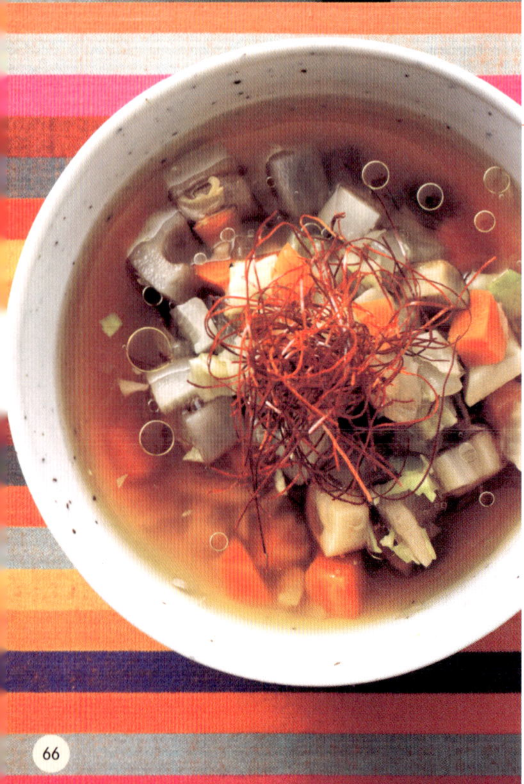

＋ オイスターソース

かきエキスが凝縮した中華調味料。
アミノ酸やビタミンB_{12}を豊富に含む。

中華風スープ オイスター風味

かき油の奥深いスープと根菜の食感がマッチ。

材料

脂肪燃焼スープの素……カップ1
＜スープ＞ 鶏がらスープの素……小さじ1/3
水……200ml
オイスターソース……小さじ1
ごま油……少々
〈飾り用〉 糸唐辛子……少々

作り方

脂肪燃焼スープの素、＜スープ＞の材料を鍋に入れ、中火で一煮立ちさせる。器に盛り、糸唐辛子を飾り、ごま油を回しかける。

◎にんにくオイル（P112参照）を少々加えるとさらにコクが出る。

＋緑黄色野菜

ビタミン、ミネラル、ファイトケミカルなど
多種多様な栄養成分が豊富。

トマトの和風スープ

**脂肪を燃やすトマトのフレッシュな味を
和風仕立てに。**

材料

脂肪燃焼スープの素……カップ1
トマト……1個
＜スープ＞ 水……100㎖
薄口しょうゆ……小さじ2
酢……小さじ1
〈飾り用〉 青じそ（せん切り）……1枚
みょうが（斜め薄切り）……$\frac{1}{2}$個
しょうが（薄切り）……2枚

作り方

トマトはおろし器ですりおろし、脂肪燃焼スープの素、＜スープ＞の材料とともに鍋に入れ、中火で一煮立ちさせる。器に盛り、青じそ、みょうが、しょうがを飾る。

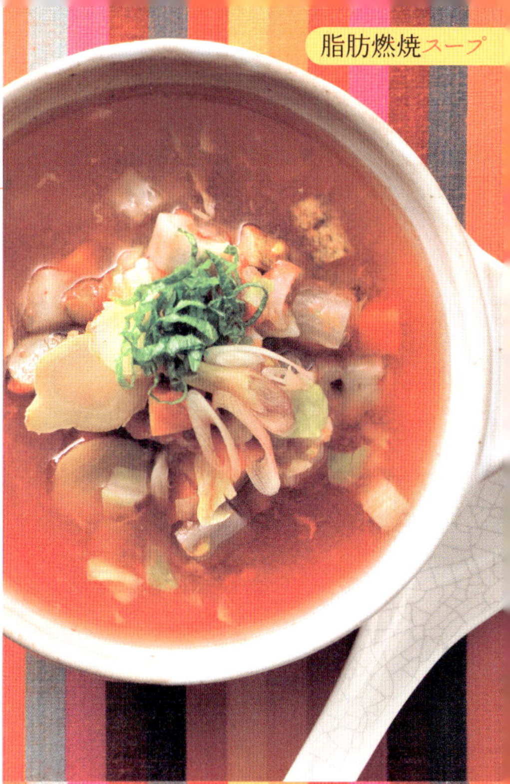

＋淡色野菜

デトックス効果抜群！ ビタミンC、B群、ミネラルなども豊富。

イタリアン大根スープ

**酵素の多い生大根で代謝アップ！
風邪予防にも効果的。**

材料

脂肪燃焼スープの素……カップ1
大根……4㎝（100g）
ＥＸＶ《エクストラバージン》オリーブオイル、すし酢……各小さじ2
塩……少々
〈飾り用〉 セロリ（薄切り）……4㎝
セロリの葉（小さく刻む）……少々
レタス（小さくちぎる）……1枚

作り方

大根はおろし器ですりおろす。飾り以外の材料を器に入れてよく混ぜ、セロリ、セロリの葉、レタスを飾る。

◎大根は葉に近いほうを使うと辛みが少ない。

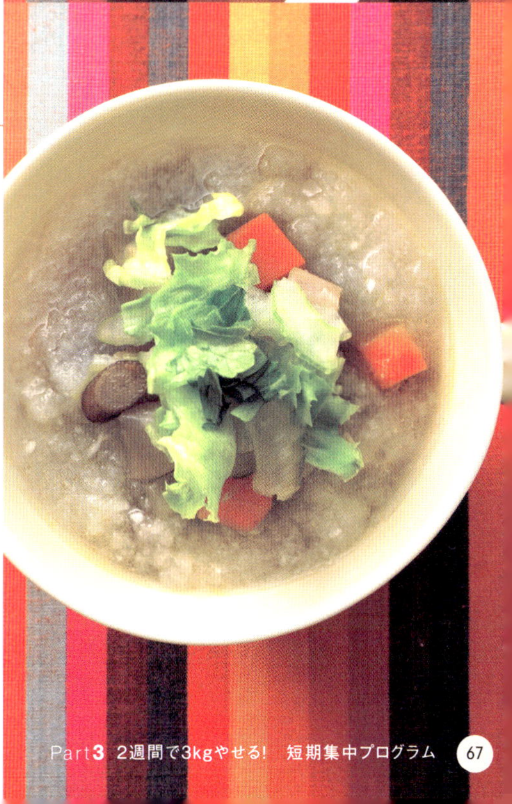

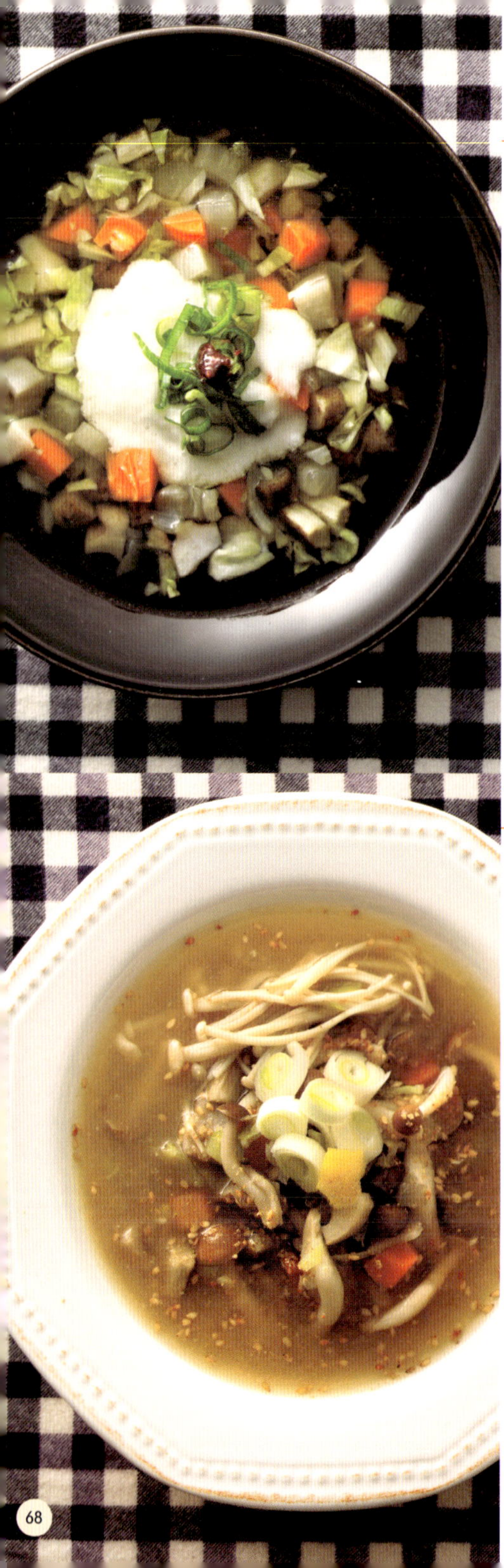

＋ネバネバ食品　ネバネバ成分のムチンが血糖値の上昇を抑えて肥満予防！

長芋の和風汁

滋養強壮効果の高い長芋で元気をチャージ。

材料

脂肪燃焼スープの素……カップ1
長芋……6cm（100g）
＜スープ＞　かつおと昆布のだし……200ml＊
　しょうゆ……小さじ1
　みりん、塩……各少々
〈飾り用〉　青ねぎ（小口切り）、梅肉（包丁でたたく）……各少々

＊和風だしの素（かつお・昆布）小さじ2/3＋水200mlで代用可。

作り方

長芋はおろし器ですりおろす。脂肪燃焼スープの素、＜スープ＞の材料を鍋に入れ、中火で一煮立ちさせ、器に盛る。長芋を流し入れ、青ねぎ、梅肉を飾る。

＋きのこ類　食物繊維が多くて低カロリー！究極の毒出しダイエット食材。

きのこの白ごま汁 レモン風味

香ばしいごまと爽やかレモンであっさり仕立てに。

材料

脂肪燃焼スープの素……カップ1
しめじ、えのきだけ……各1/2袋（合わせて100g）＊
水……200ml
A　みそ……小さじ1
　すり白ごま……小さじ2
〈飾り用〉　長ねぎ（小口切り）……少々
　レモンの皮……少々

＊きのこは好みのものでよい。

作り方

1. しめじ、えのきだけは石づきを取り、食べやすい大きさに分ける。
2. Aと飾り以外の材料を鍋に入れ、中火で一煮立ちさせる。きのこ類がやわらかくなったら、Aのみそを溶き入れて白ごまを加え、味をととのえる。器に盛り、長ねぎ、レモンの皮を飾る。

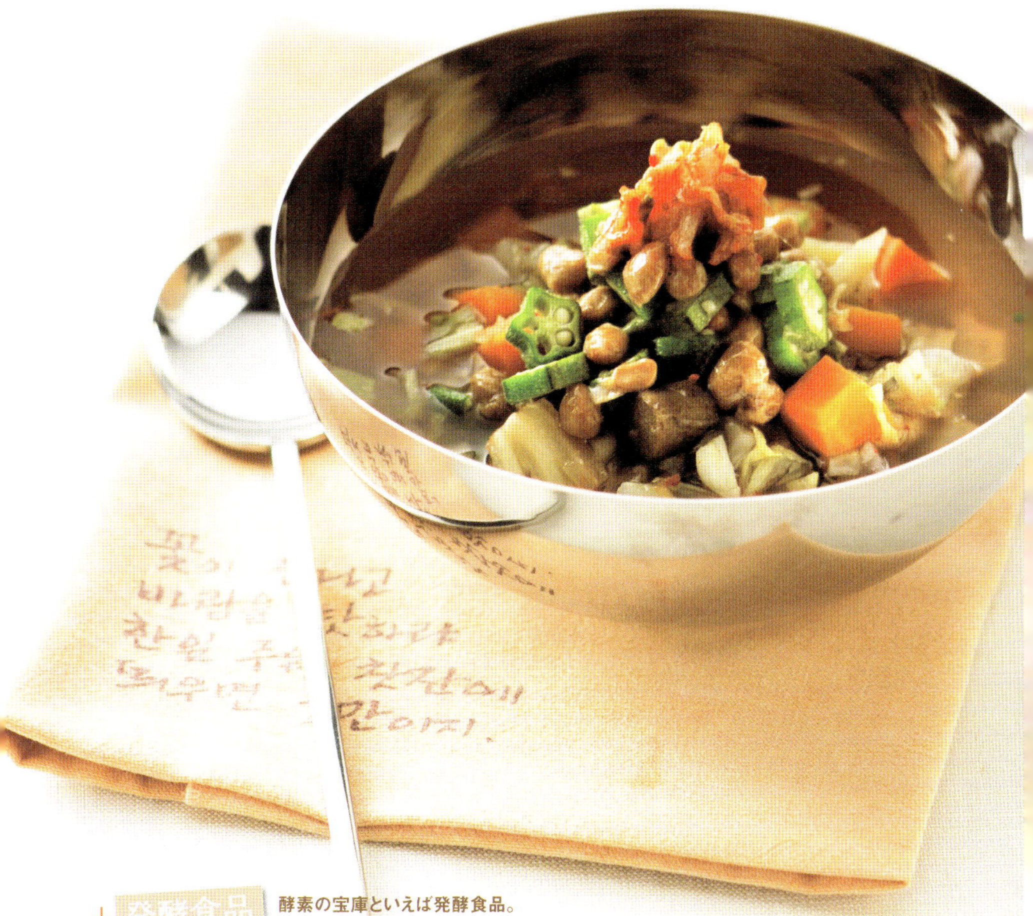

＋発酵食品 酵素の宝庫といえば発酵食品。
代謝アップをはじめ全身の健康をサポート。

キムチと納豆のスープ

酵素が豊富なキムチと納豆のコンビで体内を活性化。

材料

脂肪燃焼スープの素……カップ1
白菜キムチ……20g
納豆……½パック
オクラ（小口切り）……2本
<スープ> 鶏がらスープの素……小さじ1
水……200㎖
〈飾り用〉 白菜キムチ（粗みじん切り）
……大さじ1

作り方

1 オクラと納豆をよく混ぜ合わせる。
2 **1**と飾り以外の材料を鍋に入れ、中火で一煮立ちさせる。器に盛り、**1**をのせ、白菜キムチを飾る。

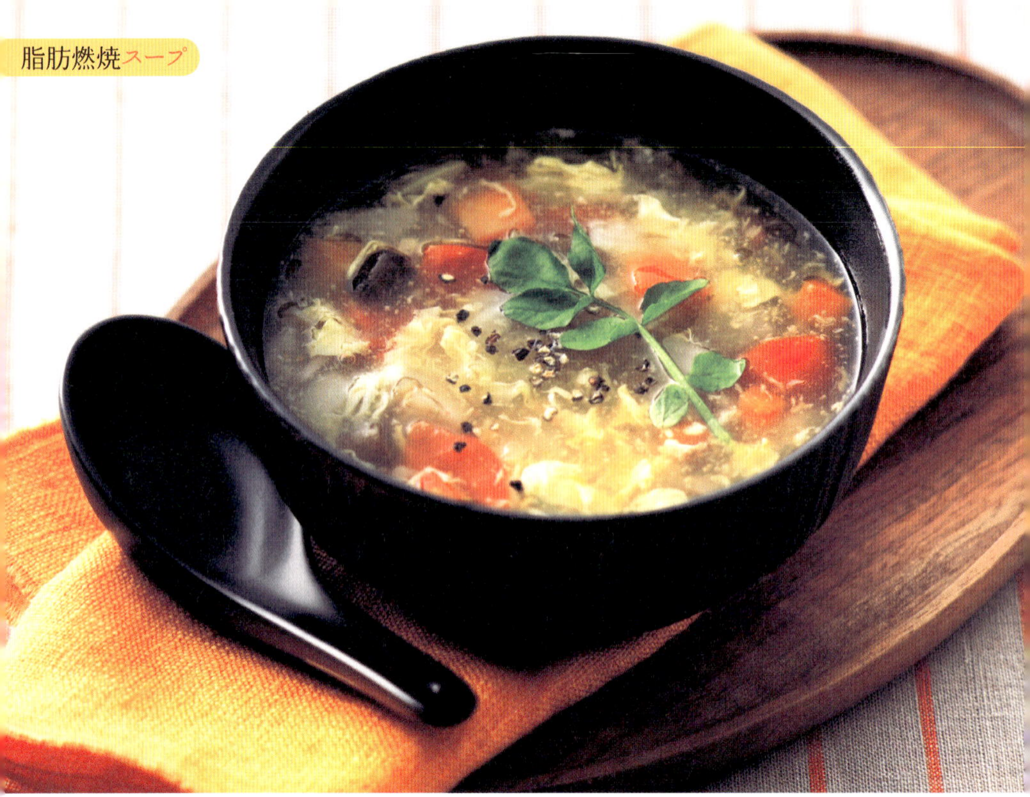

＋ たんぱく質

筋肉量を増やして基礎代謝アップ。
やせやすい体質をつくるのに欠かせない栄養素。

かきたま黒こしょうスープ

アミノ酸バランス抜群の卵は若返りにも効果を発揮！

材料

脂肪燃焼スープの素……カップ1
卵……1個
ミニトマト（くし形切り）……2個
＜スープ＞
　顆粒コンソメの素……小さじ1
　水……200㎖
　酒……小さじ1
水溶き片栗粉……片栗粉小さじ1＋水小さじ1
黒こしょう……少々
〈飾り用〉
　クレソン……1枝

作り方

1 卵は菜箸でよく溶いておく。
2 鍋に脂肪燃焼スープの素、ミニトマト、＜スープ＞の材料を入れ、中火で一煮立ちさせて火を止める。水溶き片栗粉を回し入れて木べらなどでよく混ぜ、強火で1分30秒ほど加熱してとろみをつける。
3 溶き卵を穴あきお玉などで細く流し入れ、全体にふわっと浮いてきたら、軽く混ぜて火を止める。器に盛り、黒こしょうをふりかけ、クレソンを飾る。

◎しょうがの絞り汁を少々加えると味がはっきりする。

Part 4

「きれい」をつくる
ファイトケミカルジュース

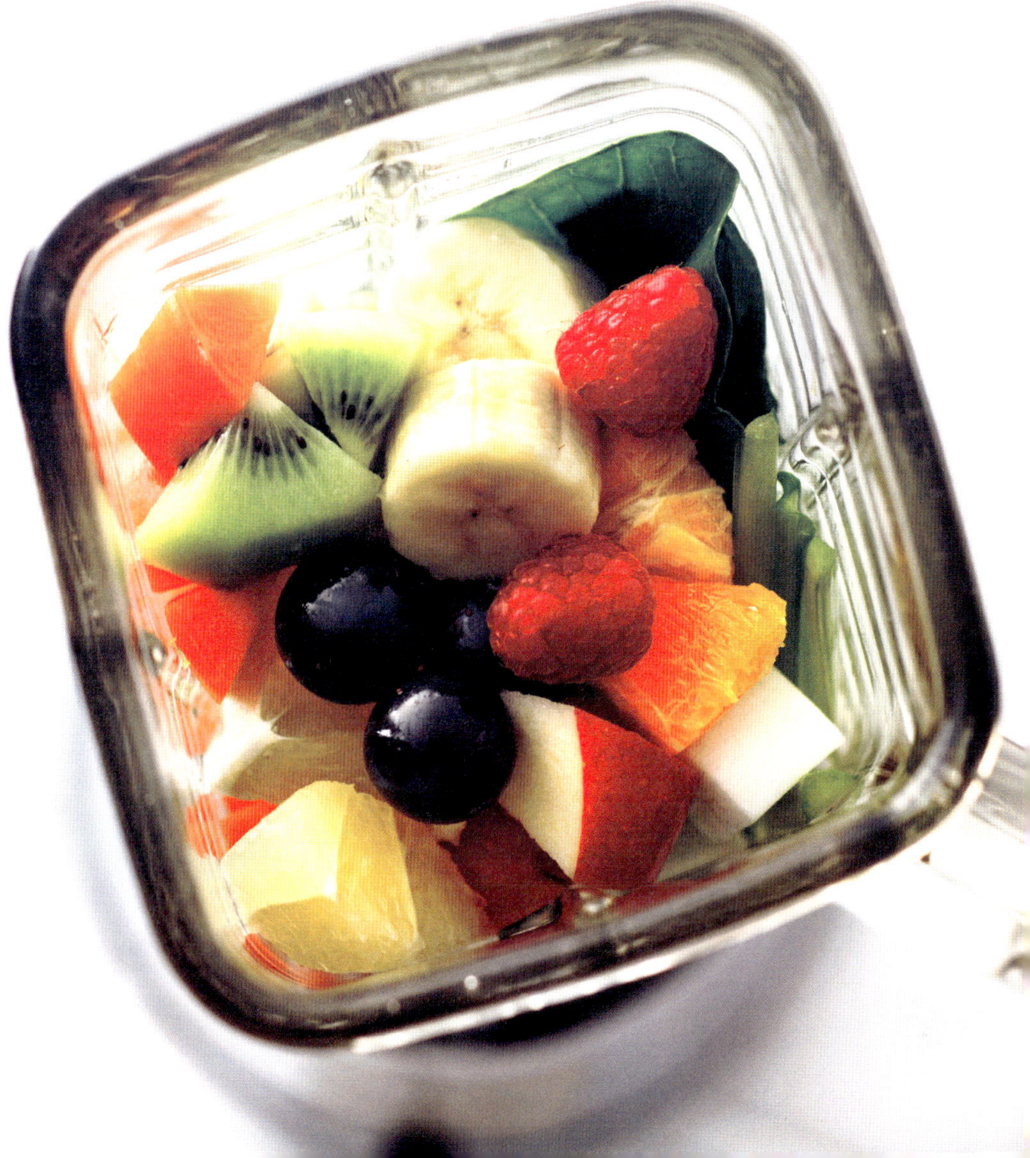

色のパワーできれいになる!

特製ファイトケミカルジュース

生の野菜やフルーツをジュースにする魅力のひとつは、さまざまな食材からファイトケミカルがたっぷり摂れることです。ファイトケミカルとは、植物が紫外線や虫などの外敵から身を守るために自ら作り出す化学物質で、色素や苦み、辛み、香り成分を指し、植物の皮や茎などにとくに多く含まれます。抗酸化力や免疫力を高める働きがあり、美と健康に欠かせない「第7の栄養素」として注目されています。脂肪の蓄積を抑制したり代謝を活発にするなど、ダイエットに有効な成分も豊富です。

ファイトケミカルには多くの種類がありますが、色素を構成する成分なので、おおまかに色で分類することができます。赤色の色素はリコピン（すいか、トマト、ルビーグレープフルーツ）やカプサイシン（赤唐辛子）。オレンジ色はβ-カロテン（にんじん、かぼちゃ、あんず)、黄色はフラボノイド（バナナ、パイナップル、グレープフルーツ)、緑色はクロロフィル（小松菜、ほうれんそう、春菊、青じそ、パセリ）など。

ミキサーで作るジュースなら、これらの栄養をまるごと砕いて飲むことができるうえに、成分の違ういろいろな色を組み合わせれば、さまざまな優れた栄養素を同時に取り入れることができます。自然が育んだ植物の色のパワーは、私たちのからだを酸化による老化から守り、デトックス効果を高め、滞った代謝を改善して、美しくやせるためのお手伝いをしてくれる最高のパートナーといえるでしょう。

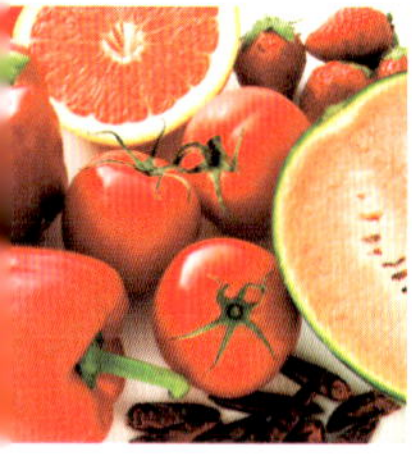
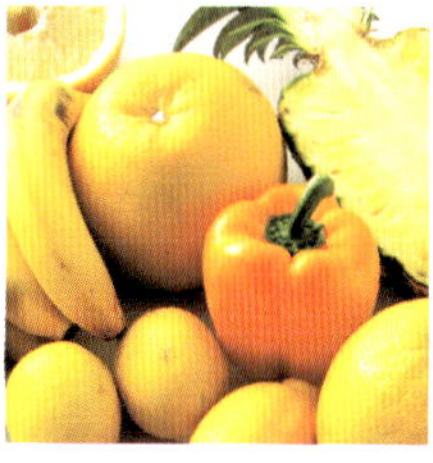
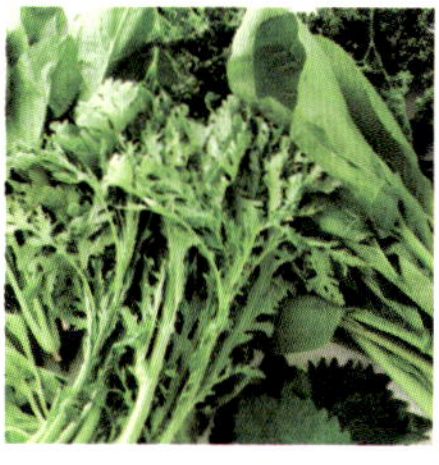
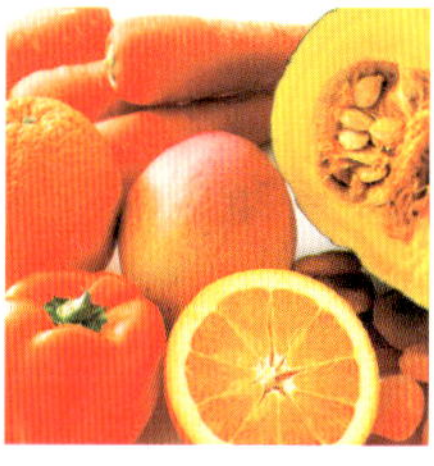

抗酸化スペシャルジュース

７色の野菜とフルーツの生命力がギュッと詰まった濃厚な一杯。
何十種類ものファイトケミカル、ビタミン、ミネラルが大集合！

材料

にんじん……$\frac{1}{5}$本（20g）
大根……10g
青じそ……$\frac{1}{2}$枚
オレンジ……$\frac{1}{2}$個（50g）
パイナップル……$\frac{1}{8}$個（50g）
パプリカ（赤）……5g
いちご……1個（15g）
ブルーベリー、レーズン、アーモンド
……各2粒
レモンの絞り汁……少々
水……大さじ2

作り方

1 オレンジ、パイナップル、大根は皮をむき、いちごはへたを取り、それぞれ一口大に切る。にんじん、パプリカも一口大に切る。

2 青じそ以外の材料をミキサーに入れ、とろりとした液状になるまで攪拌《かくはん》する。途中で青じそを加え、軽く攪拌する。

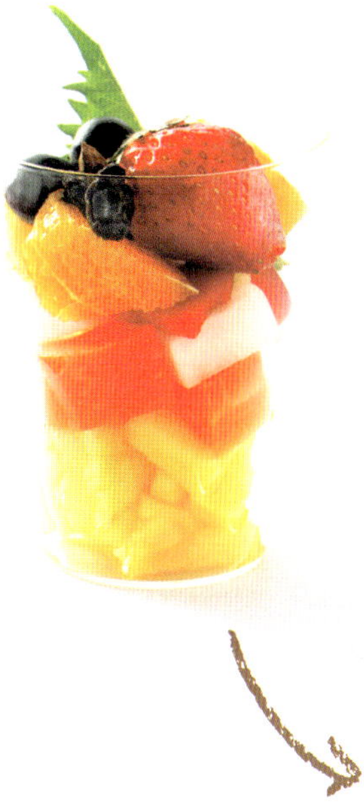

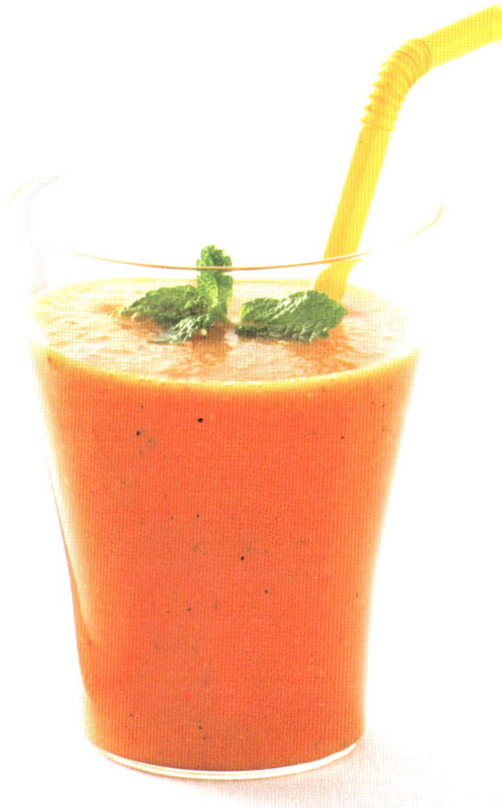

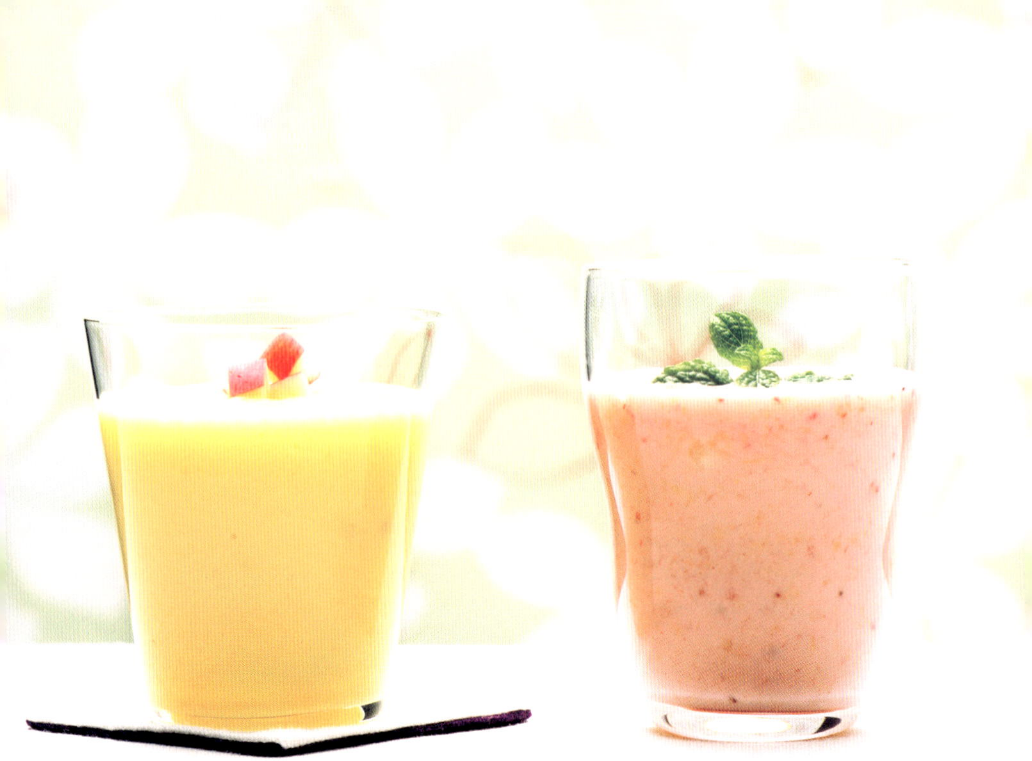

ティティ〜フルーツ豆乳

懐かしい喫茶店のミックスジュース風。パインとグレープフルーツのフラボノイドで活性酸素の働きを抑えて老化を防ぐ。

材料

パイナップル……⅙個（70g）
りんご、グレープフルーツ（ホワイト）
……各⅓個（70g）
豆乳（無調整）……70ml

作り方

1 パイナップル、グレープフルーツは皮をむき、一口大に切る。りんごは一口大に切る。

2 すべての材料をミキサーに入れ、なめらかな液状になるまで攪拌《かくはん》する。

◎パイナップルの代わりに、春は甘夏、夏はすいか、秋はいちじく、冬はきんかんでもよい。

モモ〜フルーツヨーク

フルーツ＆ヨーグルトの飲みやすい味。オレンジのシネフリンは脂質代謝を促し、いちごのリグニンは便秘改善に効果的。

材料

バナナ……½本（50g）
いちご……4個（50g）
オレンジ……1個（100g）
ヨーグルト（プレーン）……50ml

作り方

1 バナナ、オレンジは皮をむき、いちごはへたを取り、それぞれ一口大に切る。

2 すべての材料をミキサーに入れ、とろりとした液状になるまで、軽く攪拌する。

◎いちごの代わりに、春はさくらんぼ、夏はメロン、秋は梨、冬はみかんでもよい。

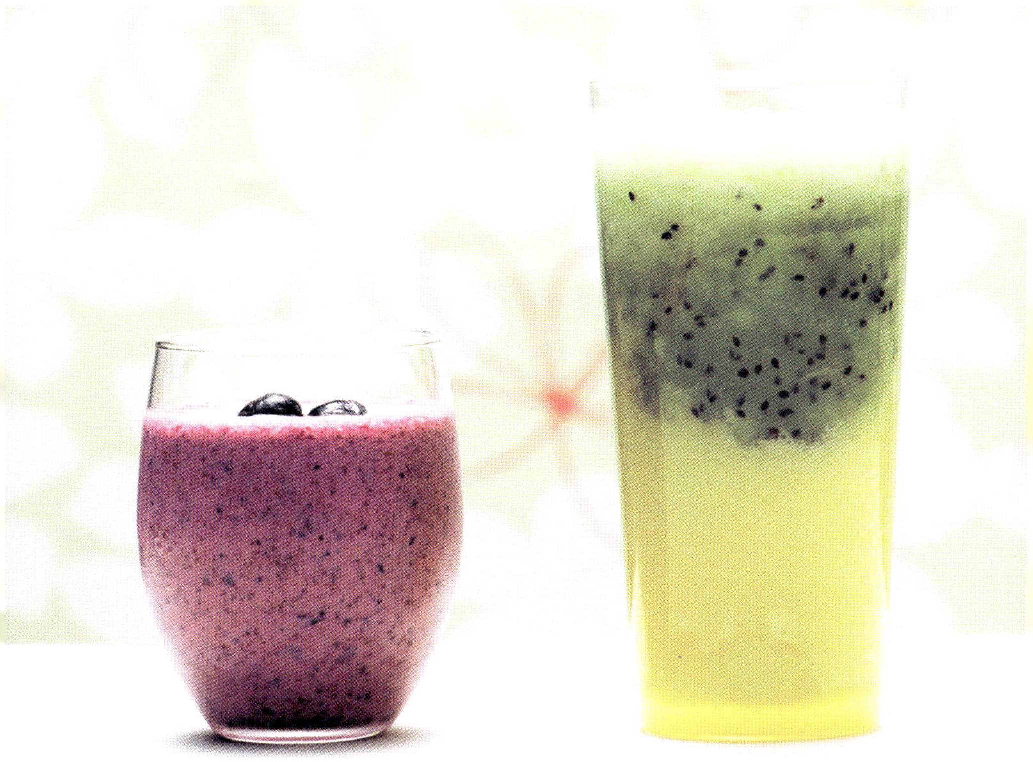

ダブルベリースムージー

ベリー仲間の若返りジュース。ブルーベリーに含まれる紫の色素成分アントシアニンといちごのビタミンCできれいを磨く。

材料

ブルーベリー……100g＊
いちご……8個(100g)
豆乳(無調整)……100ml
はちみつ……大さじ1
好みでヨーグルト(プレーン)……大さじ1
＊冷凍のものでもよい。

作り方

1 いちごとブルーベリーは固くなるまで冷凍する。
2 すべての材料をミキサーに入れ、とろりとしたスムージー状になるまで攪拌する。

モーニングサワー

緑＆黄色のファイトケミカルで有害物質を退治。パインのブロメラインとキウイのアクチニジンがたんぱく質の消化を助ける。

材料

キウイ……1個(100g)
パイナップル……¼個(100g)
炭酸水……適量

作り方

1 キウイは横半分に切り、スクイーザーで果汁を絞る。パイナップルは皮をむき、一口大に切る。
2 パイナップルをミキサーに入れ、なめらかな液状になるまで攪拌する。
3 **2**を器に入れ、**1**のキウイ、炭酸水を注ぐ。

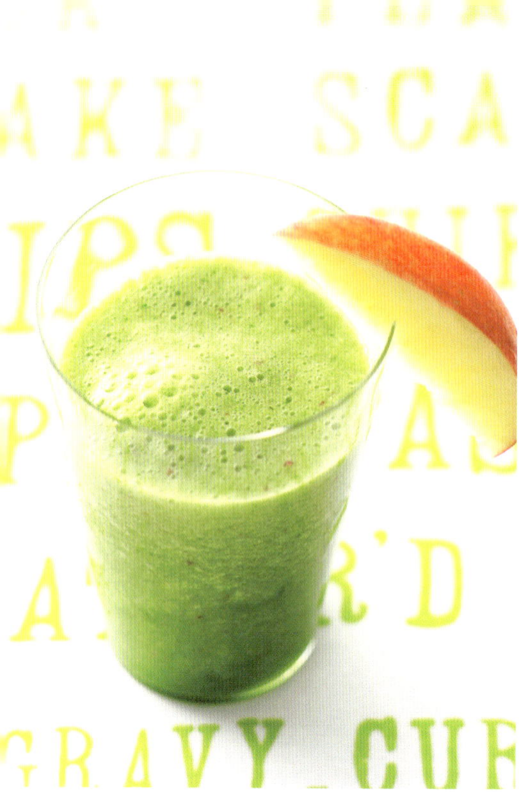

リーフアップル

ほのかな苦みがアクセント。ほうれんそうのルテインは疲れ目を解消し、りんごのアップルフェノンはメラニンの生成を抑制。

材料

ほうれんそう……1株(30g)
りんご……$\frac{1}{2}$個(100g)
グレープフルーツ(ホワイト)
……$\frac{1}{2}$個(果汁100ml)*
レモンの絞り汁……少々
*市販の果汁100％ジュースで代用可。

作り方

1 ほうれんそうはざく切りにし、りんごは一口大に切る。グレープフルーツはスクイーザーで果汁を絞る。
2 すべての材料をミキサーに入れ、さらりとした液状になるまで攪拌する。

トロピカルスムージー

とろり濃厚な美人ジュース。黄色い南国果実のパインとマンゴーのフラボノイドで肌老化を予防。ビタミンACE《エース》も豊富。

材料

マンゴー……$\frac{1}{2}$個(100g)
パイナップル……$\frac{1}{8}$個(50g)
オレンジ……$\frac{1}{2}$個(果汁50ml)*
*市販の果汁100％ジュースで代用可。

作り方

1 マンゴーとパイナップルは皮をむいて一口大に切り、固くなるまで冷凍する。オレンジはスクイーザーで果汁を絞る。
2 **1**をミキサーに入れ、とろりとしたスムージー状になるまで攪拌する。

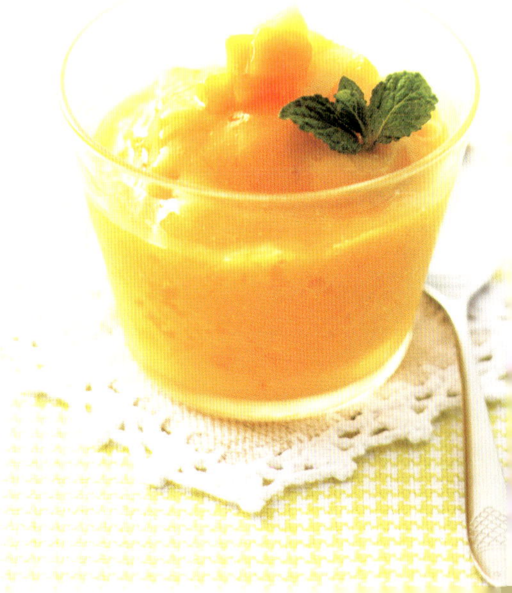

シトラスパッション

レモンが香るオレンジジュース。柑橘類のヘスペリジンは脂肪細胞の増殖を抑え、レモンのリモネンで代謝アップ。

材料

オレンジ……2個（果汁200㎖）
レモン……½個（果汁大さじ1）
レモンの皮……少々

作り方

1 オレンジ、レモンは横半分に切り、スクイーザーで果汁を絞り、器に入れる。
2 レモンの皮をおろし器ですりおろし、**1**に加えて香りをつける。

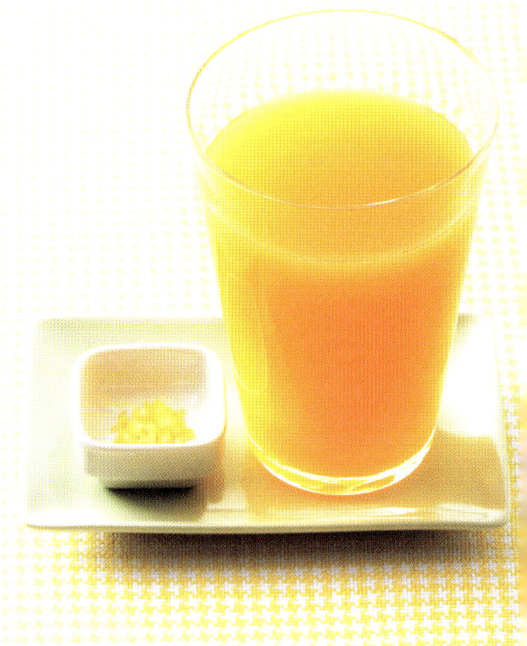

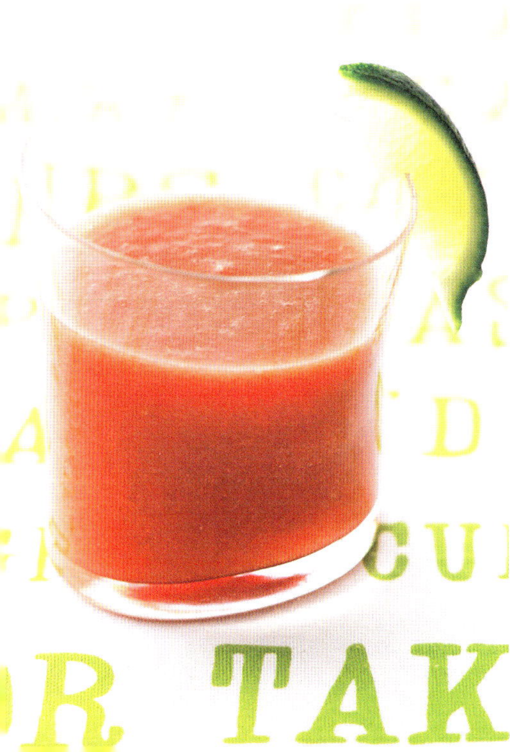

真夏のレッドカクテル

トマトとすいかのリコピンパワーが全開の抗酸化ジュース。ライムの香りが爽やかで、トマトが苦手でも飲みやすい。

材料

トマト……小1個（100g）
すいか……100g
ライム……⅛個

作り方

1 すいかは種を取り、トマトはへたを取り、それぞれ一口大に切る。
2 **1**をミキサーに入れ、さらっとした液状になるまで攪拌し、ライムを絞る。

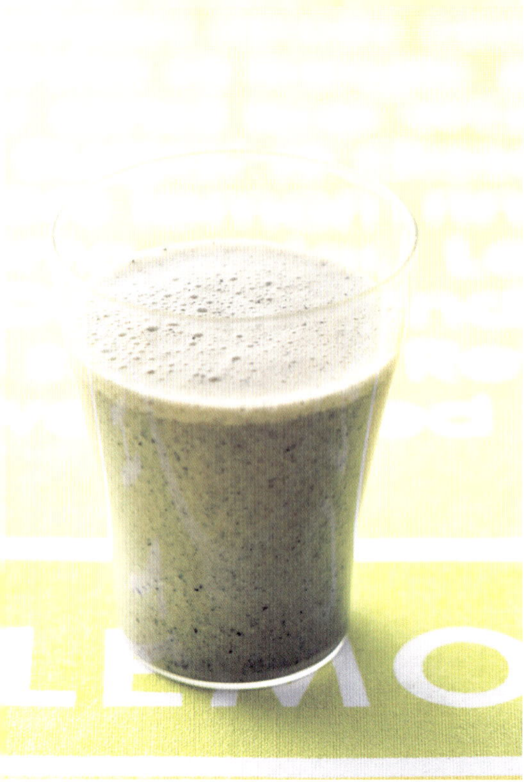

和風黒豆セーキ

香ばしいごまと黒豆のジュース。黒ごまのセサミンで肝機能を強化。黒豆と豆乳のイソフラボンはメタボ予防に効果的。

材料

黒豆煮……山盛り大さじ1
豆乳(無調整)……150ml
すり黒ごま……大さじ1

作り方

すべての材料をミキサーに入れ、なめらかな液状になるまで攪拌する。

THE・ジャポネーズ

梨の甘みと大根の辛みがマッチ。大根のイソチオシアネートは活性酸素を除去し、梨のリグニンには肥満予防効果がある。

材料

大根……4cm(100g)
梨……100g

作り方

1 梨は皮をむいて一口大に切る。大根は皮つきのまま一口大に切る。
2 すべての材料をミキサーに入れ、さらりとした液状になるまで攪拌する。

◎大根の苦みが苦手な場合は皮をむく。

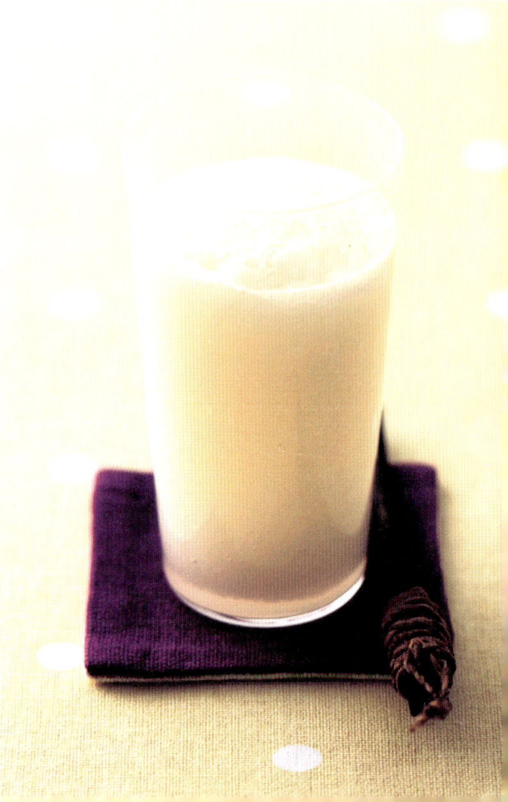

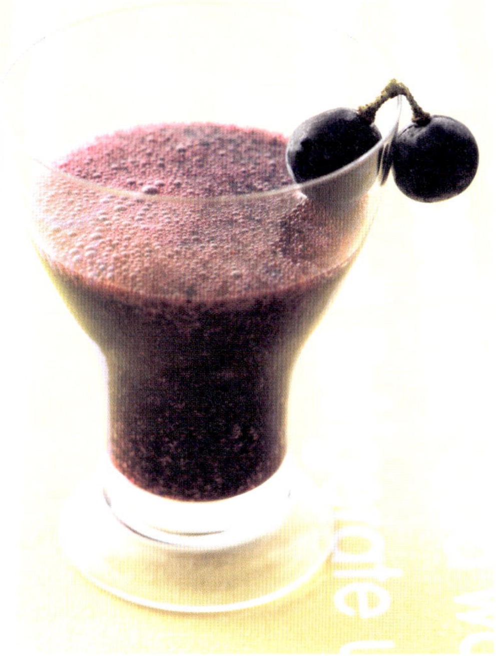

巨峰ベリー

巨峰とブルーベリーのアントシアニン仲間で目の疲れをすっきり解消。紫色の皮も一緒に摂るのがポイント。

材料

巨峰……14粒(140g)
ブルーベリー……70g

作り方

すべての材料をミキサーに入れ、なめらかな液状になるまで攪拌する。

メープル青汁

少しクセのある味わいが新鮮。小松菜がたっぷり摂れる一杯。豆乳の大豆サポニンパワーで脂肪の燃焼を促進。

材料

小松菜……2株(50g)
豆乳(無調整)……100ml
メープルシロップ……大さじ1
レモンの絞り汁……少々

作り方

1 小松菜はざく切りにする。
2 すべての材料をミキサーに入れ、なめらかな液状になるまで攪拌する。

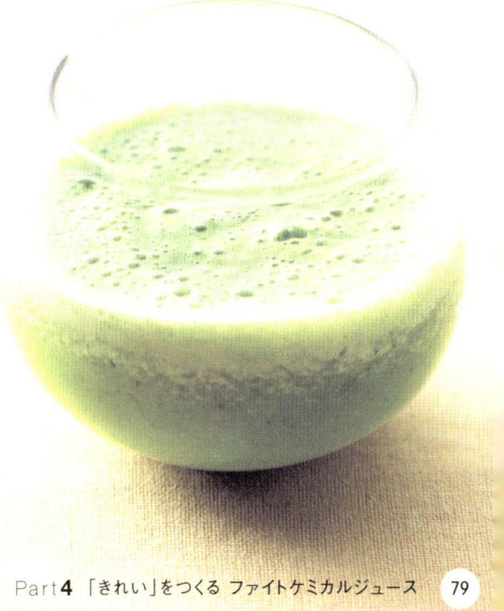

column

ジュース作りで余った食材で「フルーツ酵素蜜」を作ろう

ジュース作りでフルーツが余ったら、「酵素蜜」を作ってみましょう。フルーツとてんさい糖を保存容器に入れ、1日1回混ぜるだけ。フルーツが発酵して、酵素たっぷりのシロップが約1週間で完成します。砂糖や甘味料の代わりに飲みものに入れたり料理の味つけに使うことで、毎日、手軽に酵素を補うことができます。

基本のレシピ

フルーツ　てんさい糖

1：1

材料

好みのフルーツ（りんご、パイナップル、キウイ、いちごなど）……100g（1種類）

てんさい糖……100g

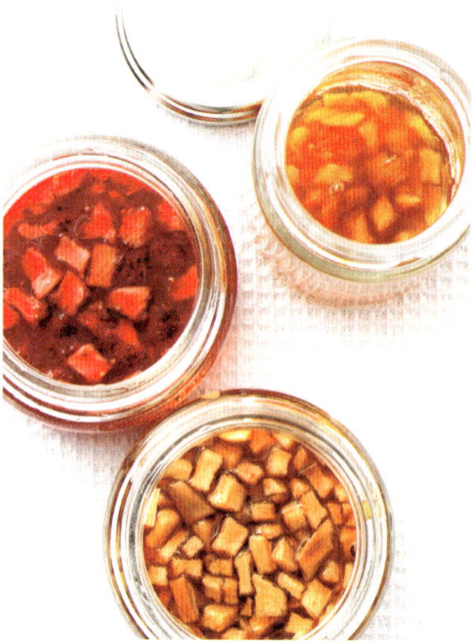

作り方

1 フルーツは皮やへたなどを取り除き、粗みじん切りにする。

2 **1**とてんさい糖をボウルなどに入れ、手でざっくり混ぜて、煮沸消毒した広口瓶に詰める。

3 **2**の瓶に軽くふたをかぶせて常温の日陰に置く。全体が発酵するように毎日1回かき混ぜて、1週間くらいおく（夏は2～3日後に冷蔵庫へ）。

4 フルーツがしんなりしてきたら、ざるなどでこして酵素蜜だけを取り出し、冷蔵庫で保存する。

◎2日目くらいで、表面に白い泡がぷつぷつ出てきて発酵が始まる。

◎発酵しすぎると酸っぱいにおいがする。瓶は煮沸消毒して衛生を保ち、カビを防ぐこと。

【瓶の消毒のしかた】

大きめの鍋に、瓶とふたが完全につかるくらいの水をたっぷり入れる。その中に洗剤で洗った瓶とふたを入れ、10分ほど強火にかけて煮沸消毒する。清潔なふきんの上に取り出し、瓶とふたを逆さまにして乾燥させる。

フルーツ酵素蜜の使い方

酵素ドリンクを作る

- フルーツ酵素蜜大さじ1と水分150mlを混ぜ合わせる。水分は、水のほか、炭酸水などでもよい。レモンやライムの絞り汁を加えると飲みやすい。

砂糖の代わりに飲みものにプラス

- 手作りのジュースに甘みを加えたいときに、砂糖やはちみつの代わりに入れる。
- 豆乳やヨーグルト、ハーブティー、紅茶などにも合う。

料理の味つけに使う

- 砂糖やみりんの代わりに料理の味つけに使うのもおすすめ。
- 酢の物に使うとフルーツの香りが加わり、煮物に入れると照りが出る。

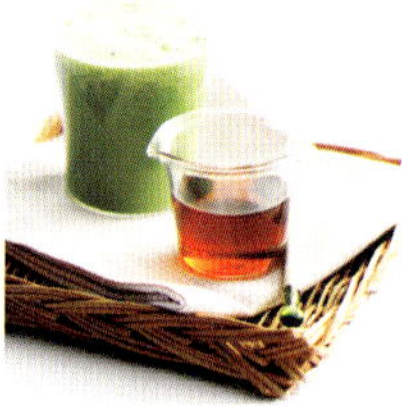

Part 5

ダイエット効果を上げる「悩み解消スープ」

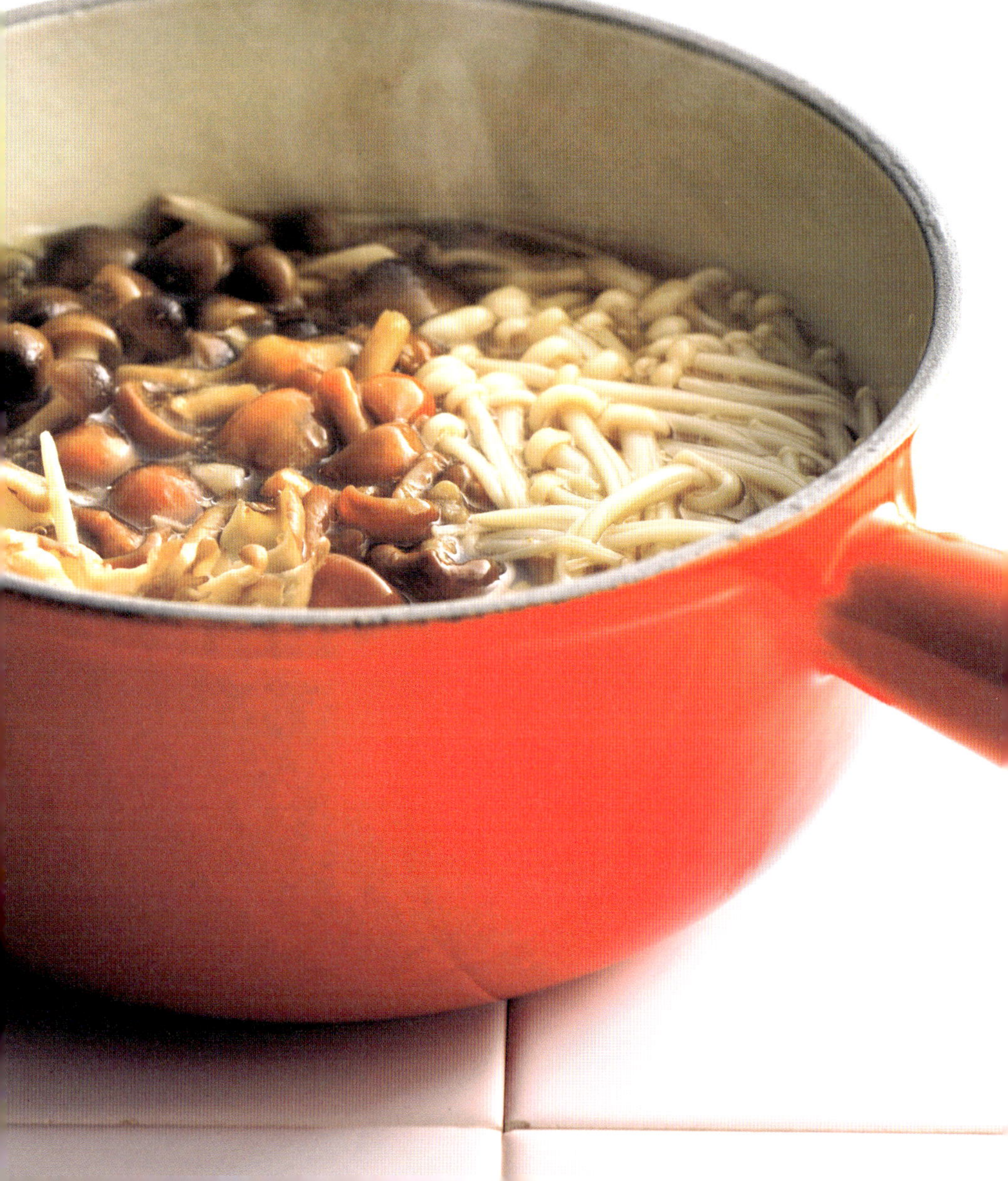

不調を改善してダイエット効果アップ！

症状別スープレシピ

風邪や便秘、冷え、ストレスなど、からだの不調があると、代謝が滞ってダイエットの妨げになってしまいます。そんなときは、その症状をケアするスープを取り入れて、からだの調子を整えることが先決です。この章では、ダイエット中によくある７つの症状をピックアップし、手軽に作れて効果のあるスープをご紹介します。症状が初期段階なら、薬に頼らなくても自然の力で治癒力を高めて、元気を取り戻すことができるでしょう。スープはどれもにんにくやしょうが、ねぎ類を使用し、デトックスや脂肪燃焼の効果を備えたレシピにしています。より高い効果をマークで示していますので、参考にしてみてください。

以下に、各症状に効く食材をご紹介します。どれも一年中出回り、普通のスーパーで手に入りやすいものばかりです。これらの食材をおおまかに覚えておくと、普段の食事にも取り入れやすく、不調改善に役立ちます。体調がすぐれないときや忙しいときは、カットレタスや冷凍かぼちゃ、水煮の里芋、砂出し済みのあさりなどを利用すると手間が省けて便利です。高価な帆立ては缶詰で代用するのもよいでしょう。

ダイエット中は必要以上に食事の量を減らして栄養不足になりやすく、免疫力も低下しがちです。不調を感じたら早めに対処することが、ダイエットの継続と成功につながります。

冷え性改善 **血行を促進してからだを温める食材**

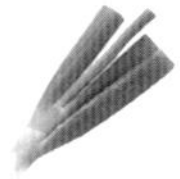
長ねぎ

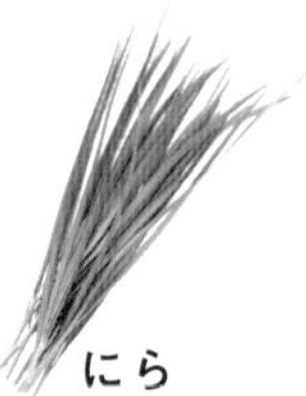
にら

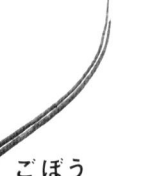

ごぼう

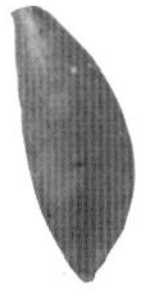
さつまいも

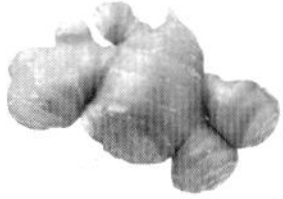
しょうが

便秘解消　食物繊維やオリゴ糖で便の質を改善する食材

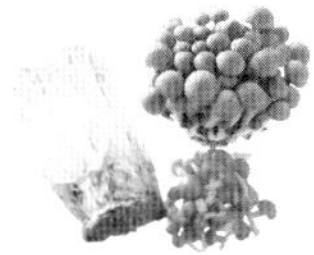
きのこ類

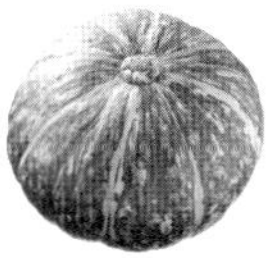
かぼちゃ

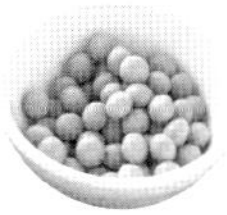
豆類

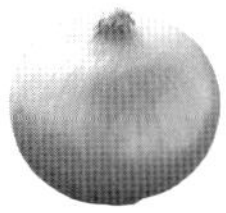
玉ねぎ

むくみ改善　カリウムやアルギン酸で余分な塩分を排出する食材

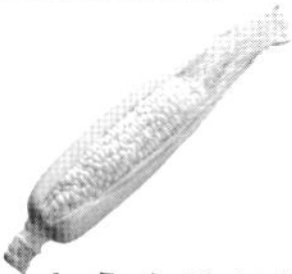
とうもろこし

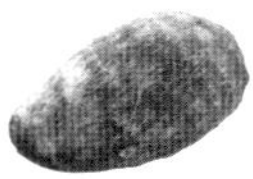
里芋

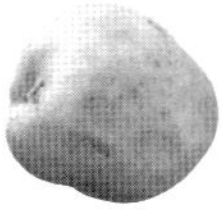
じゃが芋

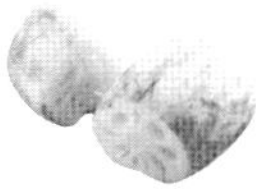
れんこん

ストレス緩和　精神を安定させてイライラを解消する食材

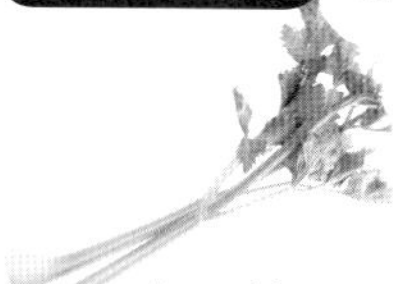
セロリ

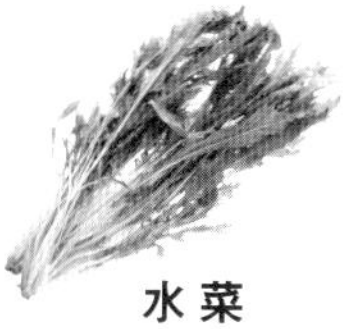
水菜

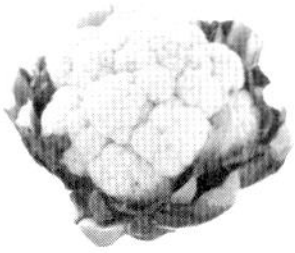
カリフラワー

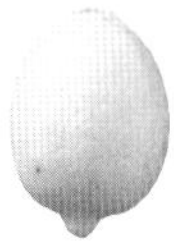
レモン

女性の不調改善　女性特有の症状を緩和する食材

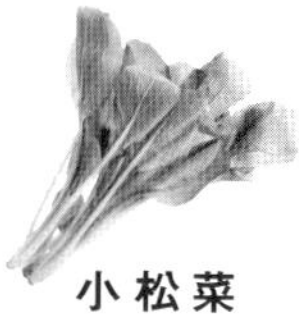
小松菜

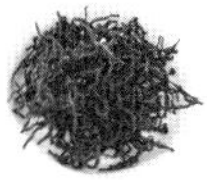
ひじき

のり

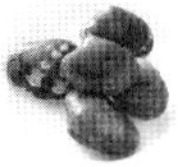
あさり

疲労回復　消化を助けて体力を回復する食材

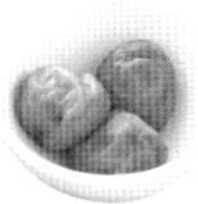
梅干し

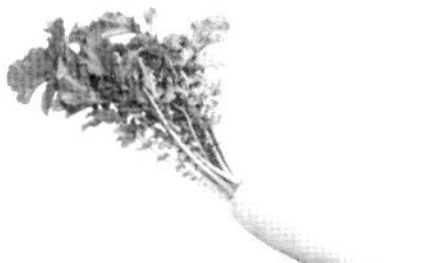
大根

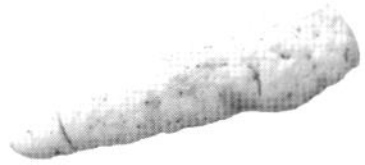
長芋

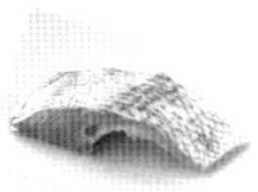
鯛

不眠解消　精神を落ち着かせて安眠を促す食材

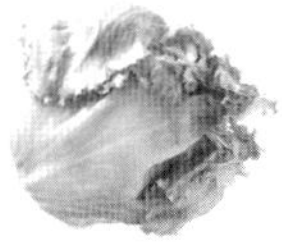
レタス

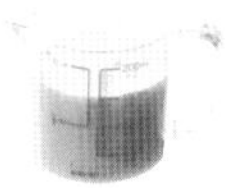
豆乳

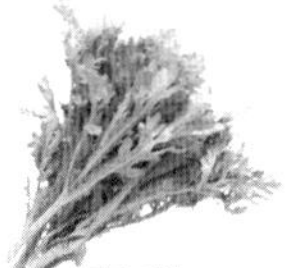
春菊

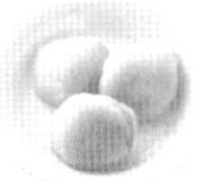
帆立て

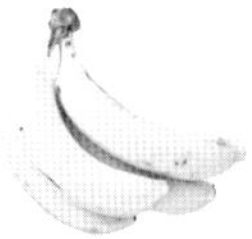
バナナ

冷え性改善

冷えの主な原因は血行の悪さです。内臓が冷えると基礎代謝が下がるほか、毒素や老廃物が体内にたまり、やせにくい体質になってしまいます。冷え性改善の基本はからだを温めること。血行を促進するしょうがや赤唐辛子、ねぎ類、代謝を高める大豆製品などが有効です。とくにへその下あたりが冷える方は要注意。蓄積された脂肪がさらにからだを冷やす場合があります。

デトックス

パーティ風おでん 3種たれ添え

芋類の食物繊維でデトックス。血行を促進する長ねぎとにらのたれでからだを芯から温める。

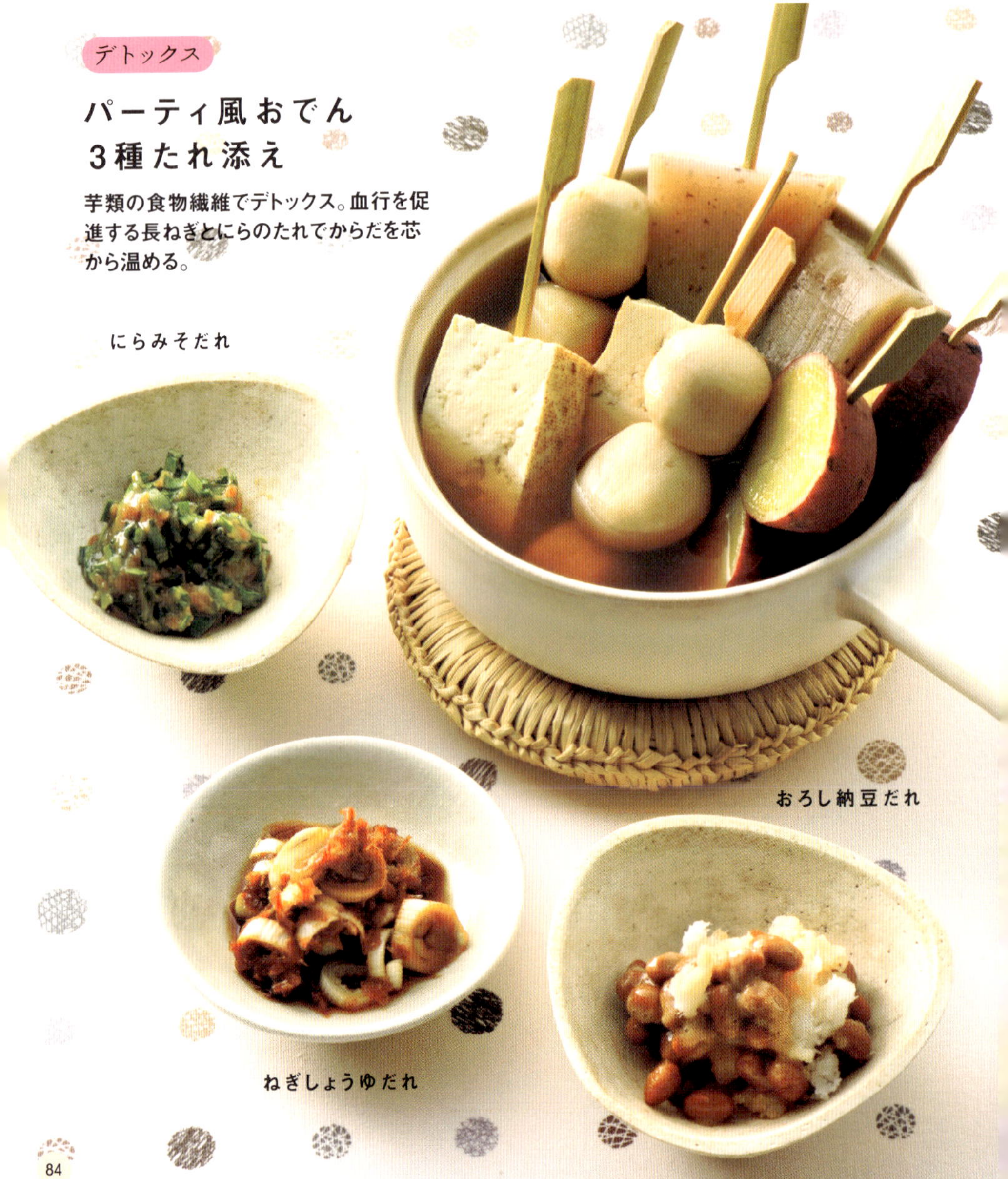

にらみそだれ

おろし納豆だれ

ねぎしょうゆだれ

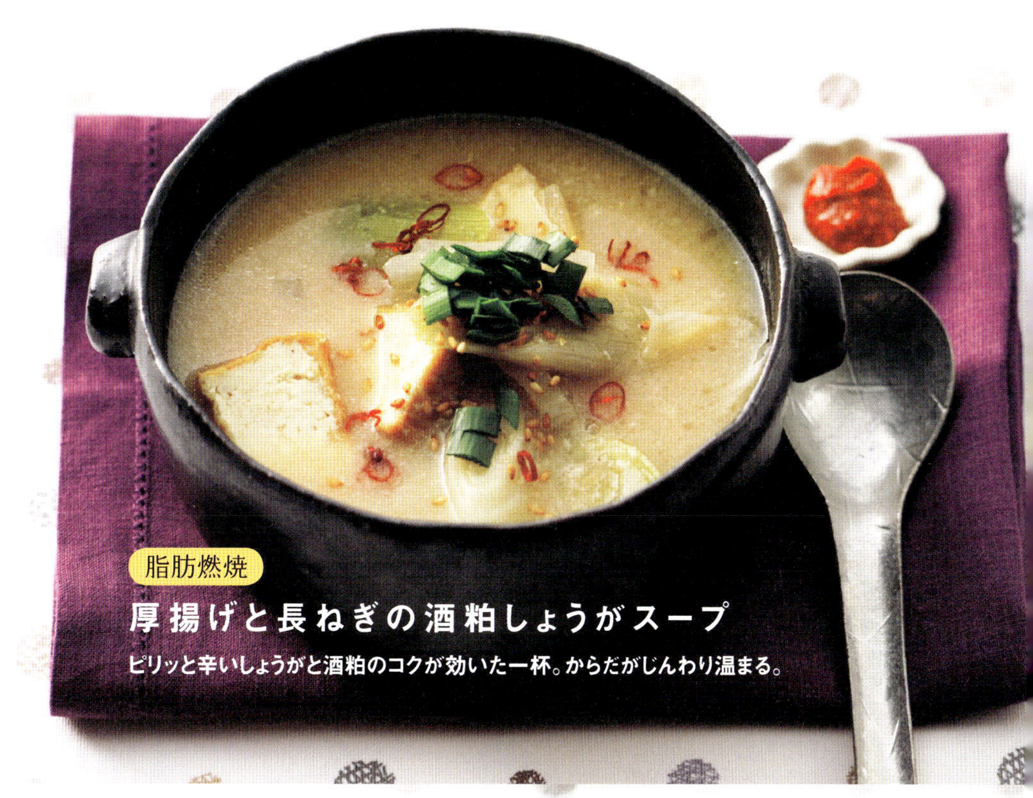

脂肪燃焼

厚揚げと長ねぎの酒粕しょうがスープ

ピリッと辛いしょうがと酒粕のコクが効いた一杯。からだがじんわり温まる。

里芋とごぼうの田舎風スープカレー

カレー粉と唐辛子でからだがホットに温まる！　脂肪燃焼効果も抜群。

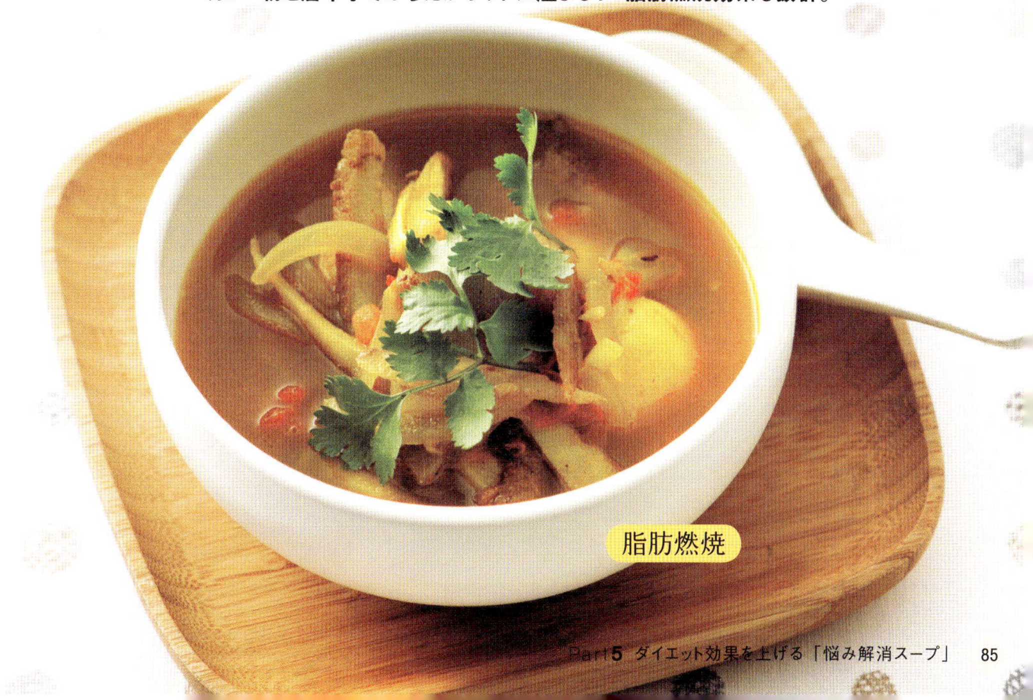

脂肪燃焼

パーティ風おでん 3種たれ添え

材料（2食分）

こんにゃく〔あく抜き済み〕（食べやすく切る）……$\frac{1}{2}$枚
焼き豆腐（2㎝厚さに切る）……$\frac{1}{2}$丁
里芋（皮をむく）……小6個＊
さつま芋（輪切り）……4個

＜スープ＞

かつおと昆布のだし……400㎖＊＊
みりん、しょうゆ……各小さじ2

〈ねぎしょうゆだれ〉

長ねぎ（小口切り）……10㎝
かつお節……5g
しょうゆ……小さじ2

〈にらみそだれ〉

みそ……大さじ1
はちみつ……大さじ$\frac{1}{2}$
にら（5㎜長さに切る）……1本

〈おろし納豆だれ〉

大根おろし（水けをきる）……大さじ1
納豆……$\frac{1}{2}$パック
納豆のたれ（添付のもの）……1袋
酢……少々

＊冷凍品でも可。
＊＊和風だしの素（かつお・昆布）小さじ$\frac{2}{3}$＋水400㎖で代用可。

厚揚げと長ねぎの酒粕しょうがスープ

材料

厚揚げ（一口大に切る）……$\frac{1}{2}$枚
長ねぎ（4㎝長さの斜め切り）……1本
大根（短冊切り）……30g
にら（4㎝長さに切る）……2本

A
- ねぎオイル（P112参照）……小さじ2＊
- 塩……1つまみ
- 水……大さじ3

＜スープ＞

かつおと昆布のだし……400㎖＊＊
しょうがのすりおろし……小さじ2

B
- 酒粕……20g
- みそ……大さじ1

好みで豆板醤《トウバンジャン》……小さじ$\frac{1}{2}$

〈飾り用〉

にら（5㎜長さに切る）……1本
赤唐辛子（小口切り）、金ごま……各少々

＊長ねぎのみじん切り5㎝分＋ごま油小さじ2で代用可。
＊＊和風だしの素（かつお・昆布）小さじ1＋水400㎖で代用可。

下準備

・厚揚げは熱湯をかけ、表面の油を洗い流す。
・酒粕は耐熱容器に入れてラップをかけ、電子レンジで30秒ほど加熱してやわらかくする。

作り方

1 鍋に長ねぎ、厚揚げ、大根、**A**を入れ、ふたをして強火で約3分、炒め蒸しにする。

2 **1**に＜スープ＞の材料を加え、ふたをして強めの弱火で4分ほど煮込み、にらを加え、**B**を溶き入れて味をととのえる。豆板醤を加え、器に盛って、にら、赤唐辛子、金ごまを飾る。

◎酒粕は種類によって味が異なるので、好みで量を加減する。

下準備

・こんにゃくは表面に格子状に切り目を入れて、味をしみやすくする。
・里芋、さつま芋は塩少々（分量外）をふりかけ、別々の耐熱容器に入れてラップをかけ、それぞれ電子レンジで２分ほど加熱してやわらかくする。
・たれの材料は混ぜ合わせておく。

作り方

1 串があれば、各材料ごとに刺す。
2 大きめの鍋に＜スープ＞の材料を入れ、ふたをして強火で煮立て、**1**を入れて弱火で全体に味がしみるまで８～10分煮込む。

◎忙しいときは翌日の分もまとめて作るとよい。余った分は冷蔵保存し、食べるときに具材が温まる程度に加熱する。

冷え性改善に効果のある食材と栄養素

血行を促進してからだを温める

長ねぎ、玉ねぎ、にら、にんにく（硫化アリル）……血管を拡張して血流をよくする。糖質代謝を促す。ビタミンB_1の吸収率を高め、疲労を回復する。
ごぼう（サポニン）……血を固める血小板の働きを抑えて血流をよくする。
さつま芋（ビタミンE）……末梢血管を広げて血行を促進し、新陳代謝を活発にする。
しょうが（ジンゲロン、ショウガオール）……血行を促進してからだを温め、冷えを改善する。

里芋とごぼうの田舎風スープカレー

材料

里芋（皮をむく）……小４個＊
ごぼう（ささがき）……⅓本
玉ねぎ（薄切り）……¼個
トマト（角切り）……½個
＜スープ＞
野菜スープの素……小さじ１
水……250ml
カレー粉……小さじ１
A にんにくオイル（P112参照）……小さじ１＊＊
しょうがオイル（P112参照）……小さじ１＊＊＊
クミンシード……小さじ½
B 塩……１つまみ
水……大さじ３
赤唐辛子（小口切り）……½本
しょうゆ……少々
香菜《シャンツァイ》……少々

下準備

里芋は塩少々（分量外）をふりかけ、耐熱容器に入れてラップをかけ、電子レンジで２分ほど加熱してやわらかくする。

作り方

1 鍋に**A**を入れて弱火にかけ、クミンシードの香りが立ったら、玉ねぎ、ごぼう、**B**を加え、ふたをして強火で約3分、炒め蒸しにする。
2 **1**にトマト、里芋、＜スープ＞の材料を加え、ふたをして強めの弱火で10分ほど煮込み、ごぼうがやわらかくなったら、しょうゆで味をととのえる。器に盛り、香菜を飾る。

＊冷凍品でも可。
＊＊にんにくのすりおろし小さじ½＋ごま油小さじ１で代用可。
＊＊＊しょうがのすりおろし小さじ½＋ごま油小さじ１で代用可。

便秘解消

便秘とは、主に消化不良により腸内腐敗菌が増殖し、腸が汚れた状態のことをいいます。体内に不要な老廃物がたまると、代謝が下がり、脂肪が燃えにくくなります。便のかさを増やして蠕動《ぜんどう》運動を高める食物繊維、便の固さを調整する水分、腸内で便の滑りをよくする油、整腸作用のある乳酸菌、善玉菌を増やすオリゴ糖などを摂り、腸内環境を改善するとよいでしょう。

きのこ山の精進汁

多種類のきのこのうまみが凝縮。
きのこの食物繊維が腸を動かして便通を改善。

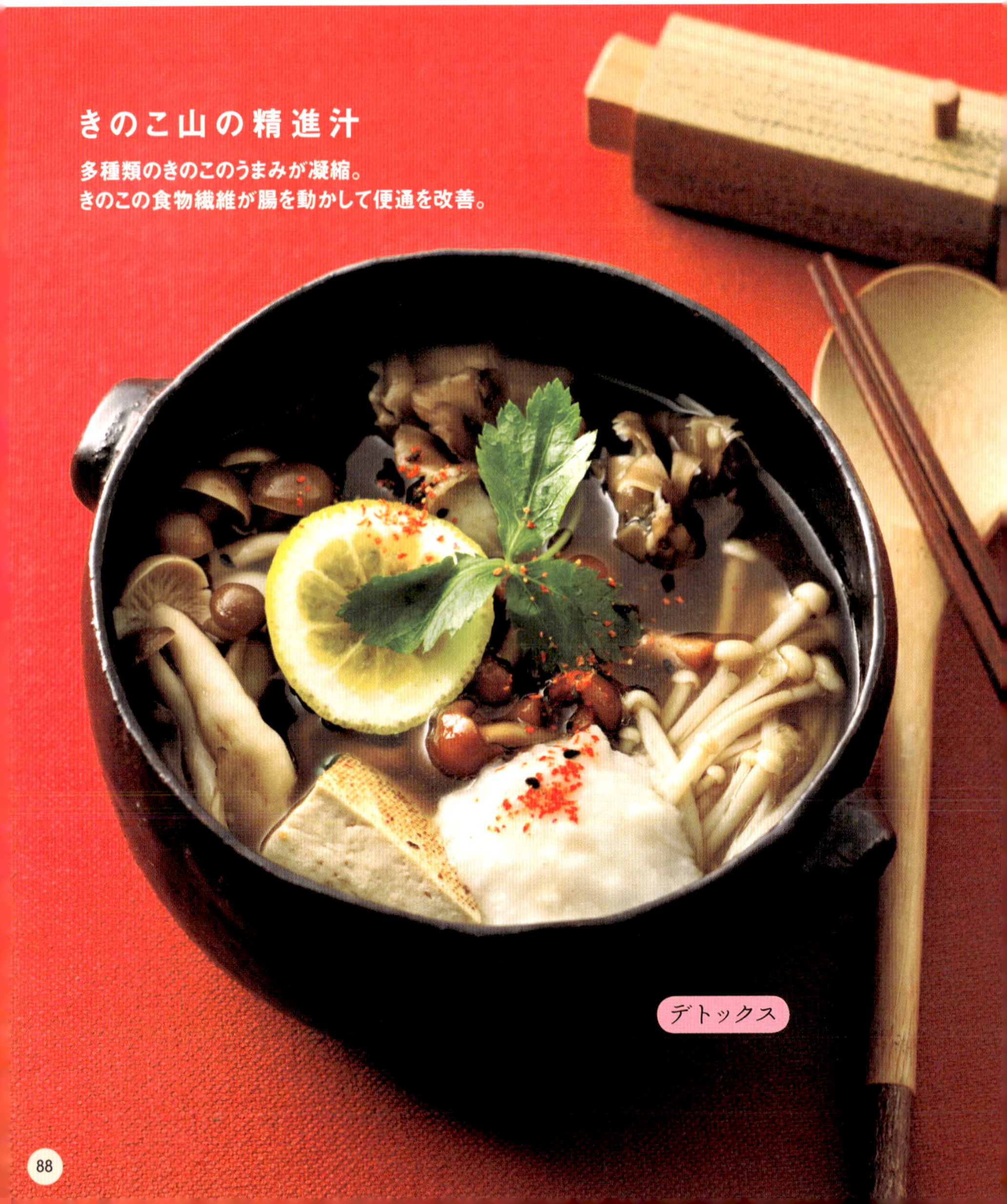

デトックス

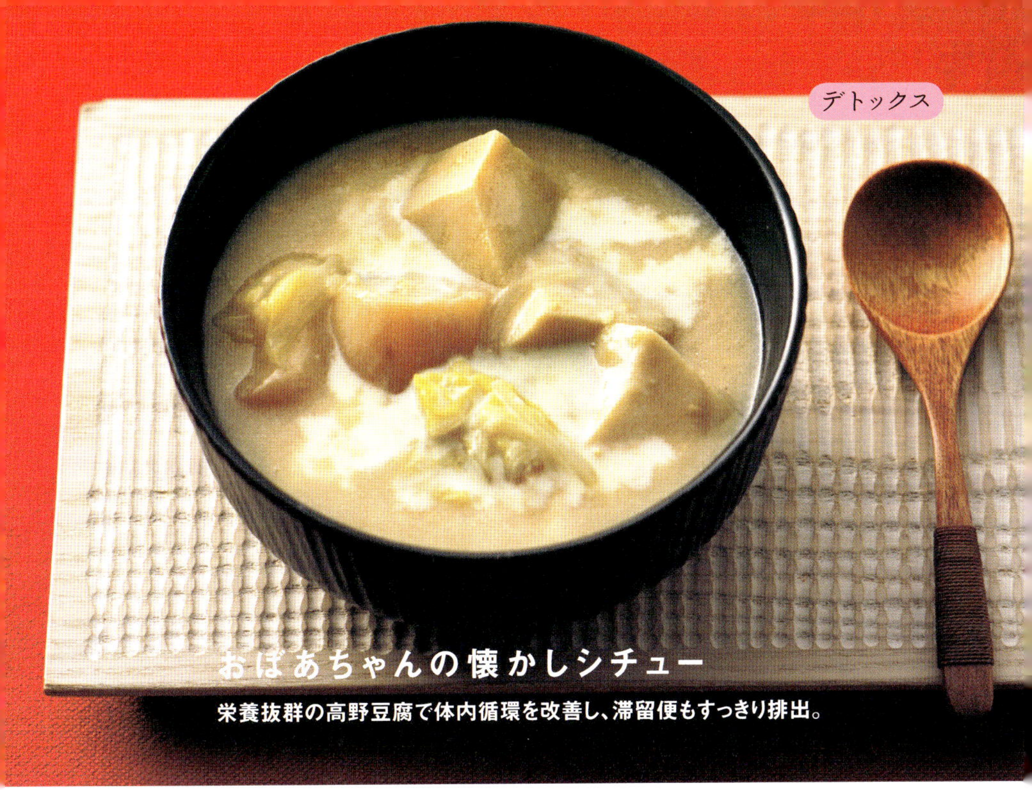

おばあちゃんの懐かしシチュー

栄養抜群の高野豆腐で体内循環を改善し、滞留便もすっきり排出。

かぼちゃのポタージュ ココナッツ風味

ほんのり甘くて濃厚でクリーミー。たっぷりの食物繊維で腸を大掃除。

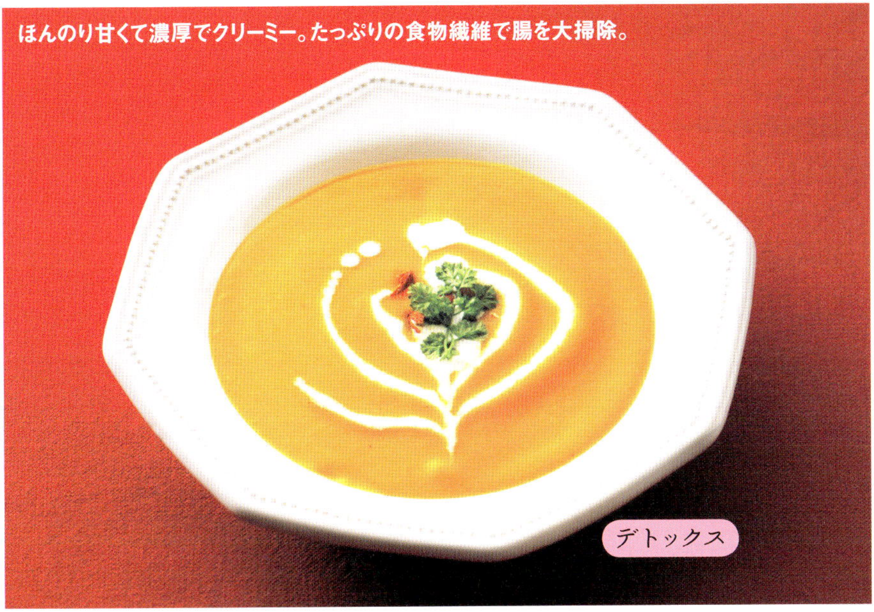

きのこ山の精進汁

材料

好みのきのこ類（しめじ、えのきだけ、まいたけ、なめこなど）……合わせて200g

焼き豆腐（一口大に切る）……¼丁

長芋（すりおろす）……3cm（50g）

しょうがオイル（P112参照）……小さじ1＊

<スープ>

かつおと昆布のだし……300ml＊＊

酒、しょうゆ、みりん……各小さじ1

かぼす（輪切り）……1枚

三つ葉……少々

七味唐辛子……少々

＊しょうがのすりおろし小さじ½＋ごま油小さじ1で代用可。

＊＊和風だしの素（かつお・昆布）小さじ1＋水300mlで代用可。

作り方

1 きのこ類（なめこ以外）は石づきを取り、食べやすい大きさに分ける。

2 鍋に<スープ>の材料を入れて強火にかけ、煮立ったら、しょうがオイル、きのこ類（なめこ、えのきだけ以外）を入れ、ふたをして強めの弱火で4分ほど煮込む。

3 **2**に焼き豆腐、なめこ、えのきだけを加え、えのきだけがしんなりしたら、火を止めて長芋をスプーンで加える。器に盛り、かぼす、三つ葉を飾り、七味唐辛子をふりかける。

おばあちゃんの懐かしシチュー

材料

高野豆腐……2枚

白菜（ざく切り）……1枚

麩……3個

A
- しょうがオイル（P112参照）……大さじ1＊
- 塩……1つまみ
- 水……大さじ2

かつおと昆布のだし……400ml＊＊

みそ……大さじ1

豆乳（無調整）……50ml

水溶き片栗粉……片栗粉大さじ1＋水大さじ1

＊しょうがのすりおろし小さじ1½＋ごま油大さじ1で代用可。

＊＊和風だしの素（かつお・昆布）小さじ1＋水400mlで代用可。

下準備

高野豆腐は水に10分ほど浸してやわらかくもどす。流水で3～4回もみ洗いをし、4等分のそぎ切りにする。

作り方

1 鍋に白菜、**A**を入れ、ふたをして約2分、強火で加熱する。

2 **1**にだし、高野豆腐、麩を加え、ふたをして強めの弱火で8分ほど煮込む。

3 高野豆腐に汁がしみたら、みそを溶き入れ、水溶き片栗粉を回しかけ、木べらなどでよく混ぜながらとろみをつける。豆乳を加えて全体を軽く混ぜ合わせ、沸騰直前で火を止める。

◎マイルドにしたい場合は、器に盛ったあとで豆乳を加えて混ぜてもよい。

かぼちゃのポタージュ ココナッツ風味

材料

かぼちゃ（果肉のみ・薄切り）……150g＊
玉ねぎ（薄切り）……1/5個
白みそ……大さじ1
水……150ml
ココナッツミルク……大さじ2
アーモンド（砕く）……2粒
セルフィーユ……少々
＊冷凍品でも可。

作り方

1 かぼちゃと玉ねぎは同じ耐熱容器に入れてラップをかけ、電子レンジで3分ほど加熱してやわらかくする。

2 **1**、白みそ、分量の水をミキサーに入れ、なめらかになるまで攪拌《かくはん》する。

3 **2**を器に盛り、ココナッツミルクを回しかけ、アーモンド、セルフィーユを飾る。

◎好みでかぼちゃの皮を加えてもよい。
◎白みそは種類によって甘さが違うので、好みで量を加減する。

便秘解消に効果のある食材と栄養素

食物繊維やオリゴ糖で便の質を改善する

きのこ類（β-グルカン）……不溶性食物繊維。免疫力を高める効果もある。
かぼちゃ（ペクチン）……水溶性食物繊維。水分を吸収して膨らむ。体内の毒素や有害物質を吸着して排出する。りんご、柑橘類の皮にも含まれる。
豆類（リグニン）……不溶性食物繊維。便のかさを増やして便通を改善する。いちごやラズベリーの種、カカオなどにも含まれる。
玉ねぎ（オリゴ糖）……ビフィズス菌など腸の善玉菌を増やし、腸内環境を整える。大豆やバナナにも含まれる。

＼これもおすすめ！／

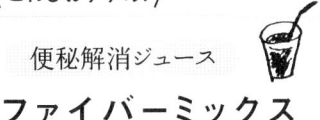

便秘解消ジュース

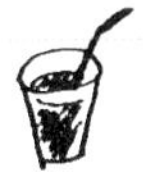

ファイバーミックス

食物繊維たっぷりの食べるジュース。
便のかさを増やし、
腸の蠕動運動をアップ。
1杯飲めばお腹すっきり。

材料

バナナ……1/3本（30g）
りんご……1/2個（100g）
ドライいちじく……2個
ヨーグルト（プレーン）……100ml

作り方

1 バナナ、りんごは皮をむき、それぞれ一口大に切る。

2 すべての材料をミキサーに入れ、とろりとした液状になるまで攪拌する。

むくみ改善

むくみとは、新陳代謝が悪くなり、老廃物が蓄積している状態。とくに塩分の摂りすぎは要注意。成人女性の場合、塩分摂取の目標量は１日7.5g未満とされ、この数値を大きく上回ると、からだは塩分を薄めるために水分をため込むように働き、むくみを引き起こします。利尿を促すカリウムを含むとうもろこしやじゃが芋、水分代謝を高める里芋が、むくみ解消に有効です。

とうもろこしと雑穀のつぶつぶ粥

栄養抜群の雑穀とコーンのカリウムで、むくみを根本から改善！

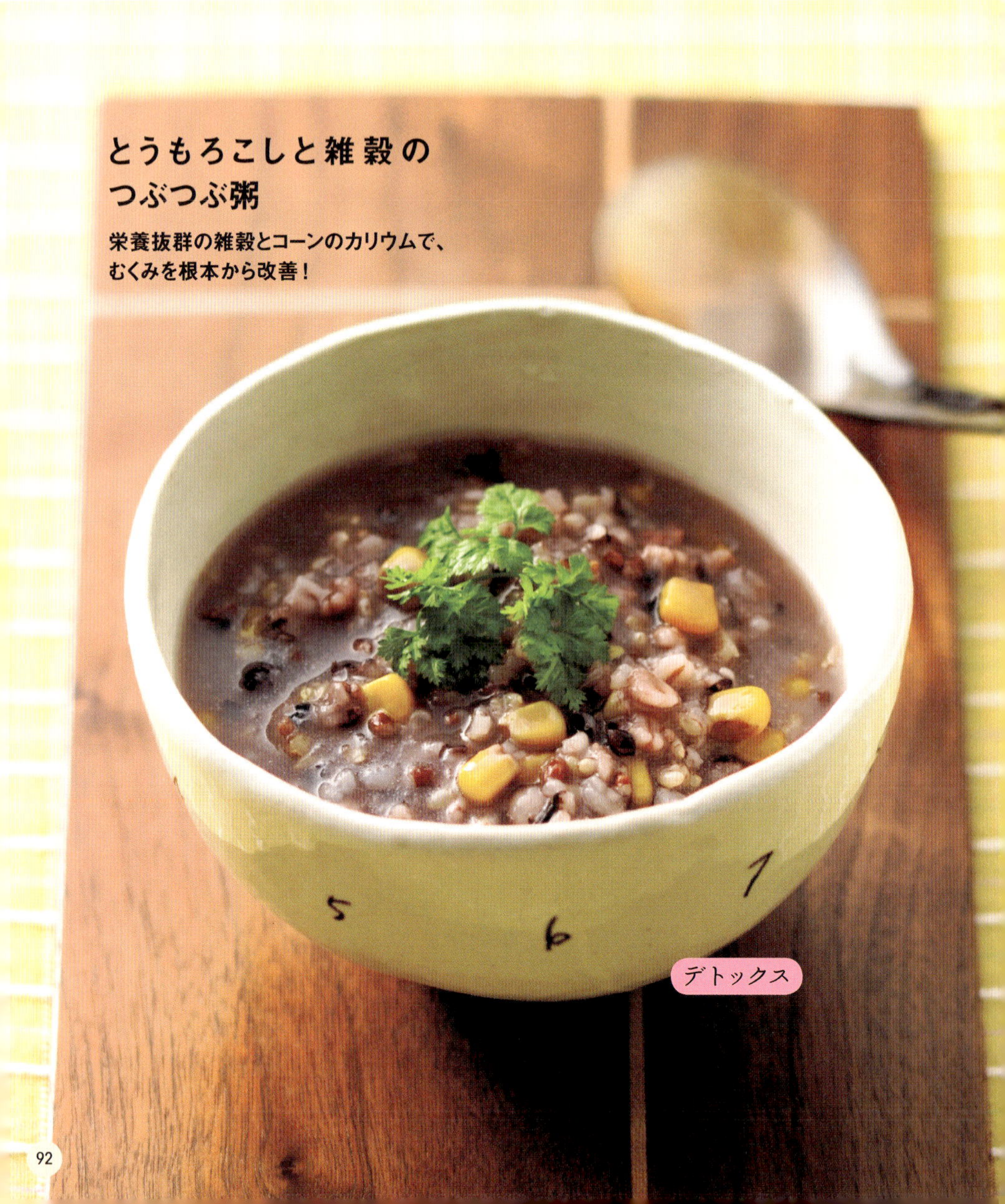

デトックス

里芋団子とのりの和スープ

里芋とのりはカリウムの宝庫。体内のめぐりを改善し、むくみを解消。

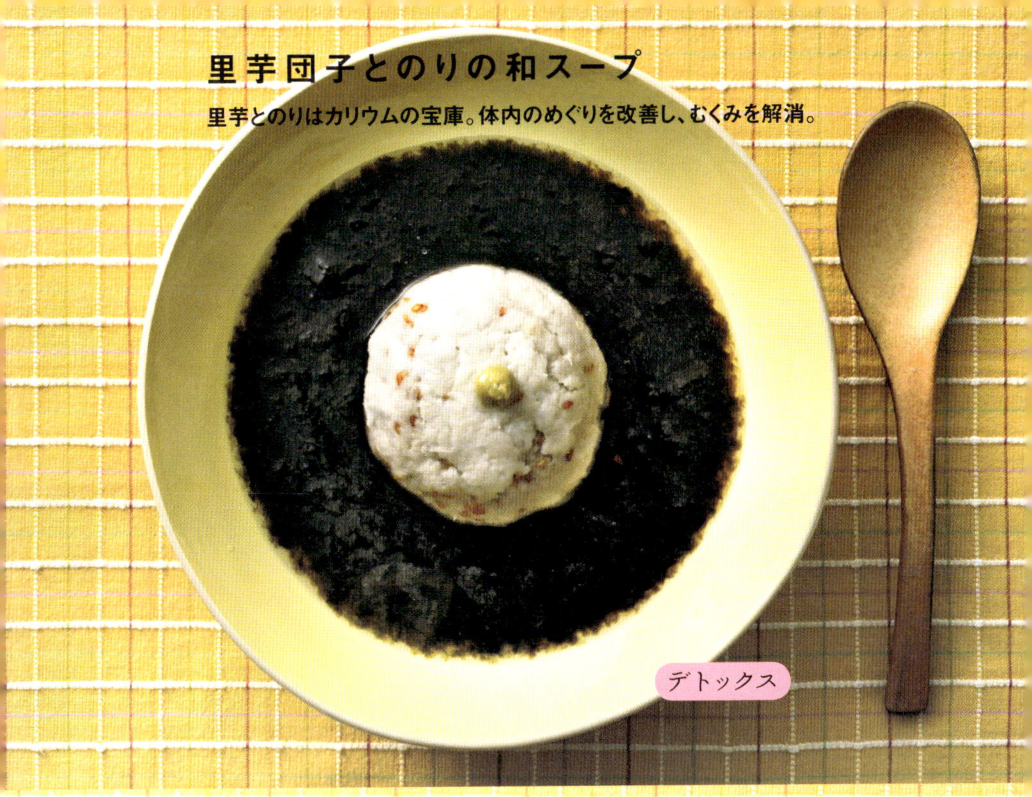

デトックス

じゃが芋烏龍《ウーロン》スープ

じゃが芋とれんこんのカリウムで水分代謝アップ。烏龍茶で脂肪分解も促進。

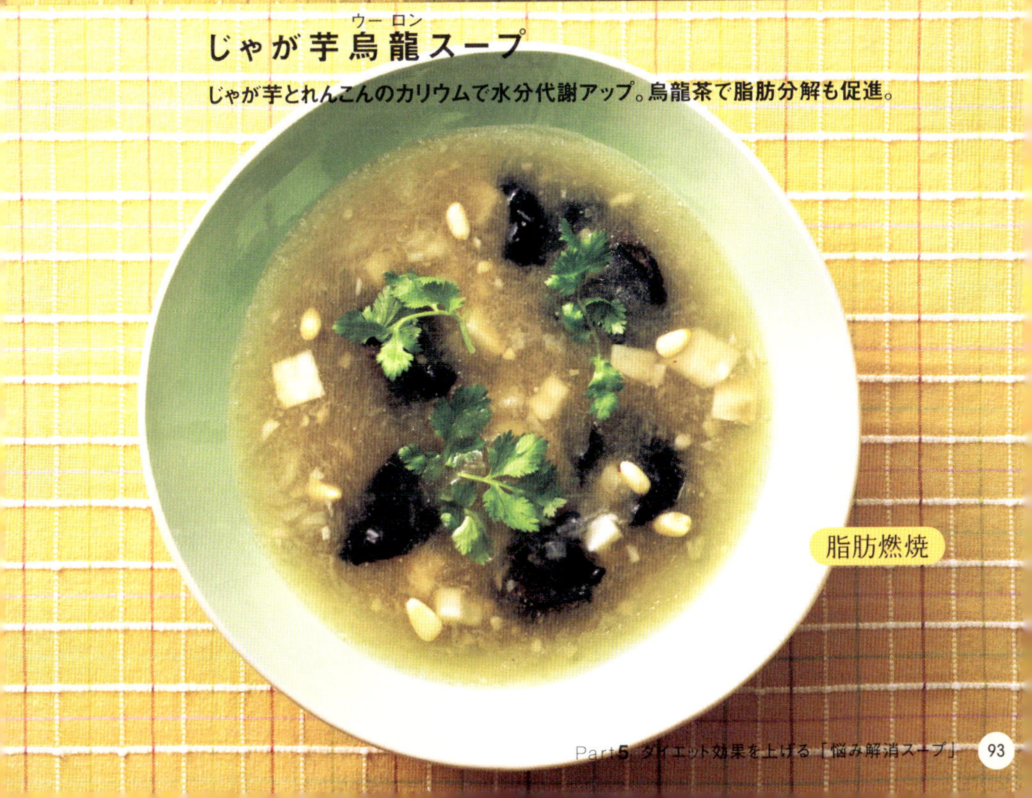

脂肪燃焼

とうもろこしと雑穀のつぶつぶ粥

材料

とうもろこし（粒）……100g＊

雑穀……カップ½

玉ねぎ（薄切り）……½個

しょうがオイル（P112参照）……小さじ2＊＊

塩……小さじ1

水……400ml

セルフィーユ……少々

＊缶詰でも可。

＊＊しょうがのすりおろし小さじ1＋ごま油小さじ2で代用可。

作り方

1 鍋にしょうがオイル、玉ねぎを入れて弱火にかけ、玉ねぎがしんなりするまで炒める。

2 **1**にとうもろこし、雑穀を加え、全体になじむまで炒めたら、塩、分量の水を加え、ふたをして強めの弱火で雑穀がやわらかくなるまで30分ほど煮込む。器に盛り、セルフィーユを飾る。

里芋団子とのりの和スープ

材料

里芋（皮をむく）……小4個＊

葛粉または片栗粉……小さじ1

いり白ごま……小さじ1

のりのつくだ煮（市販）……小さじ2

塩、こしょう……各少々

＜スープ＞

かつおと昆布のだし……150ml＊＊

しょうゆ……小さじ½

きび砂糖、塩……各1つまみ

板のり……½枚

しょうがオイル（P112参照）……小さじ1＊＊＊

わさび……小さじ⅓

＊冷凍品でも可。

＊＊和風だしの素（かつお・昆布）小さじ½＋水150mlで代用可。

＊＊＊しょうがのすりおろし小さじ½＋ごま油小さじ1で代用可。

作り方

1 里芋は塩少々（分量外）をふりかけ、耐熱容器に入れてラップをかけ、電子レンジで2分ほど加熱してやわらかくする。

2 **1**をマッシャーなどでペースト状にし、葛粉、いり白ごま、塩、こしょうを加えて混ぜ合わせ、まん中にのりのつくだ煮を入れて団子状にする。ラップをかぶせて茶巾絞りにし、電子レンジで1分30秒ほど加熱する。

3 鍋に＜スープ＞の材料を入れて中火で煮立て、板のりをちぎって入れて煮溶かす。

4 別の鍋にしょうがオイルを入れて弱火にかけ、香りが立ったら**2**の里芋団子を入れて表面を軽く焼く。器に盛って**3**をまわりに流し入れ、わさびを飾る。

じゃが芋烏龍スープ

材料

じゃが芋（皮をむく）……小1個

れんこん（1㎝角に切る）……30g

きくらげ〔乾燥〕（水でもどして一口大に切る）
……3枚

烏龍茶葉……小さじ1

にんにくオイル（P112参照）……小さじ1＊

しょうがオイル（P112参照）……小さじ1＊＊

＜スープ＞

鶏がらスープの素……小さじ1

水……300㎖

塩……少々

香菜、松の実……各少々

＊にんにくのすりおろし小さじ½＋ごま油小さじ1で代用可。

＊＊しょうがのすりおろし小さじ½＋ごま油小さじ1で代用可。

下準備

烏龍茶葉を茶葉用パックに入れる。

作り方

1 鍋ににんにくオイル、しょうがオイルを入れて弱火にかけ、香りが立ったられんこん、きくらげ、＜スープ＞の材料を入れてふたをし、強火にする。沸騰したら中火にし、烏龍茶葉を加えて20〜30秒煮出したら、烏龍茶葉を取り出す。

2 **1**を弱火にし、鍋の上からじゃが芋をおろし器ですりおろしながら加え、ゆっくり全体を混ぜ、半透明になったら塩で味をととのえる。途中、あくが出たら取り除く。器に盛り、香菜、松の実を飾る。

◎烏龍茶は煮出しすぎると苦みが出やすい。ほどよい香りと苦みがスープに移る程度に。

むくみ改善に効果のある食材と栄養素

カリウムやアルギン酸で余分な塩分を排出する

とうもろこし、里芋、じゃが芋、れんこん、雑穀（カリウム）……細胞膜の浸透圧を一定に保ち、余分なナトリウムを体外に排出する。

のり（アルギン酸）……水溶性食物繊維。食品の中ではカリウムと結びついているが、体内に入るとカリウムと分離し、腸でナトリウムと結合して一緒に排出される。一方、分離したカリウムは血中のナトリウムを排出する。この2つのバランスを調整し、水分代謝をコントロールする。

＼これもおすすめ！／

むくみ改善ジュース

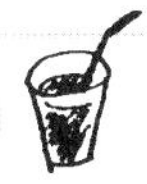

グリーンな女神

**パセリが主役のほろ苦く甘いジュース。
上品なメロンとの相性は抜群。
カリウムコンビで体内の
余分な水分を排出。**

材料

メロン……200g

パセリ……1枝（20g）

作り方

1 メロンは皮と種を取り、一口大に切る。

2 **1**とパセリをミキサーに入れ、さらりとした液状になるまで攪拌する。

ストレス緩和

強いストレスを受けると、神経の伝達機能が低下してイライラしたり、自律神経が乱れて腸の働きが鈍ります。また、慢性的なストレスは食欲を増進させて過食の原因になります。精神を安定させる成分を含むセロリ、ストレスによって大量に消費されるビタミンCを含むカリフラワーや柑橘類、イライラを解消するカルシウムを補うことを心がけましょう。

あさりとセロリの香菜スープ ナンプラー風味

精神を安定させるセロリとあさりのうまみが、心身の疲れを癒してくれる。

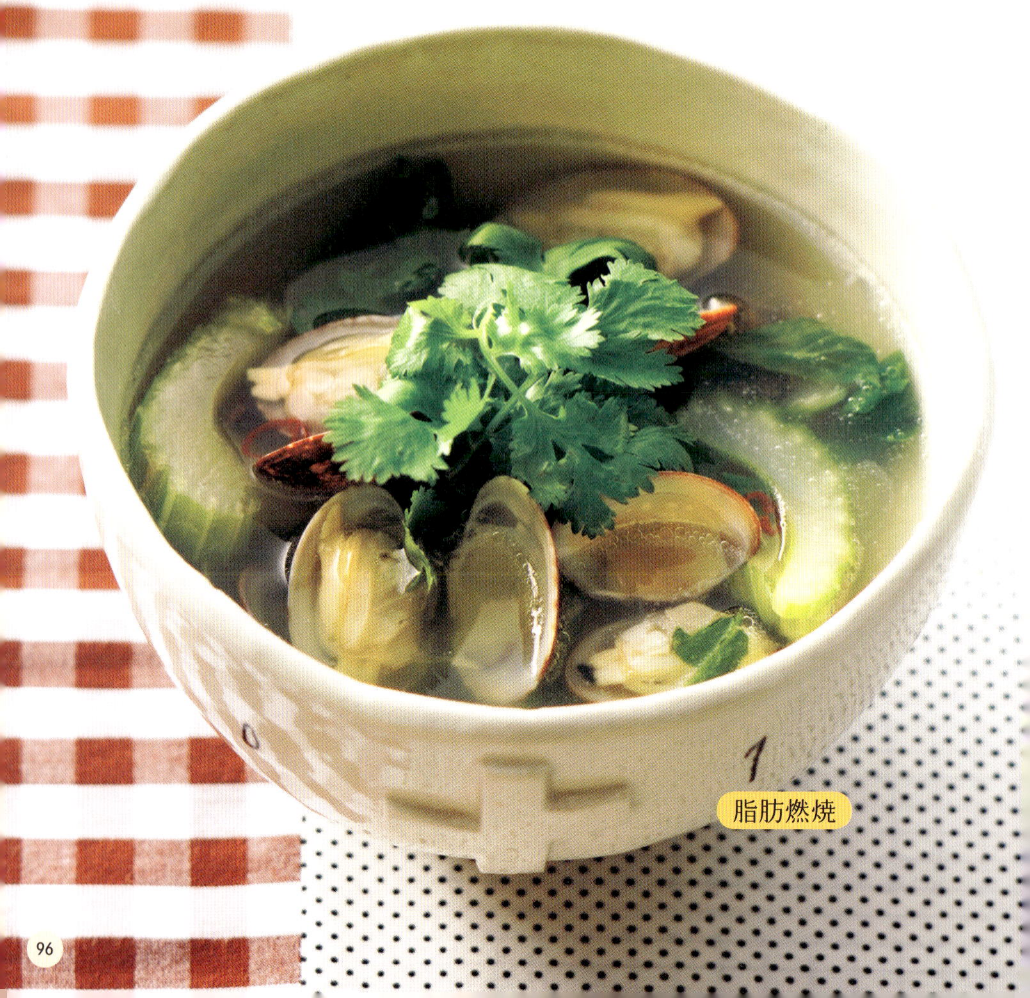

脂肪燃焼

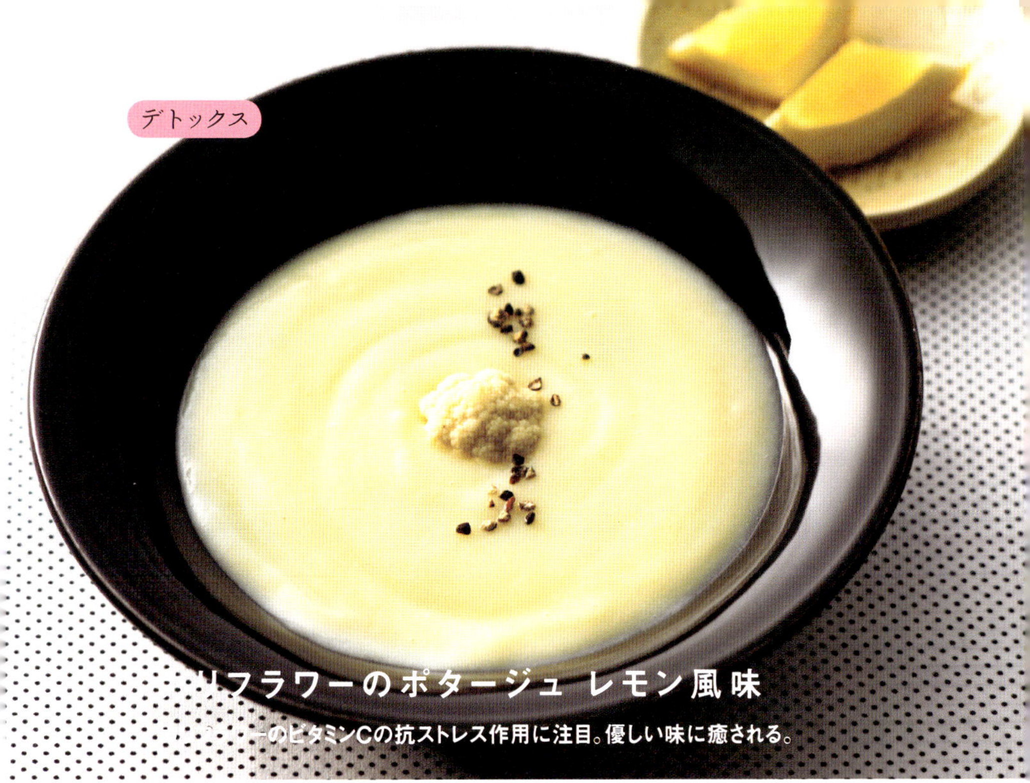

リフラワーのポタージュ レモン風味

ーのビタミンCの抗ストレス作用に注目。優しい味に癒される。

しらすと水菜の甘塩スープ

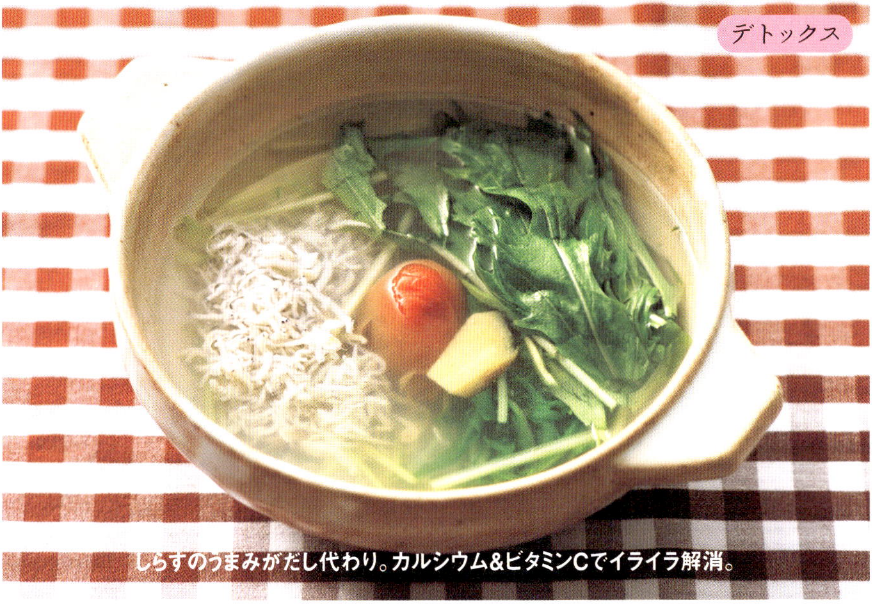

しらすのうまみがだし代わり。カルシウム&ビタミンCでイライラ解消。

あさりとセロリの香菜スープ ナンプラー風味

材料

あさり（砂出し済み）……300g
セロリ（斜め切り）……1本
レタス（一口大にちぎる）……1枚
にんにくオイル（P112参照）……小さじ2＊
赤唐辛子（小口切り）……½本
＜スープ＞
水……400ml
酒……大さじ2
ナンプラー……大さじ1
塩……少々
香菜……1つかみ

＊にんにくのすりおろし小さじ1＋ごま油小さじ2で代用可。

作り方

1 鍋ににんにくオイル、赤唐辛子を入れて弱火にかけ、香りが立ったらあさりを入れて中火で炒める。

2 あさりの殻に油がなじんでつやっとしたら、＜スープ＞の材料を加えてふたをし、煮立ったらあくを取る。セロリ、レタスを加えて軽く煮、器に盛って香菜を飾る。

【あさりの砂出しの方法】

あさりがかぶるくらいの50℃のお湯（熱湯：水＝1：1）に4～5分浸す。ぬるま湯でもみ洗いを3～4回繰り返し、お湯を捨てる。適温ならばあさりがニョキッと顔を出す。

カリフラワーのポタージュ レモン風味

材料

カリフラワー（粗みじん切り）……大3房
じゃが芋（皮をむいて粗みじん切り）……小½個
玉ねぎ（粗みじん切り）……⅓個
熱湯……100ml
豆乳（無調整）……大さじ2
塩、黒こしょう……各少々
レモンの絞り汁……少々
〈飾り用〉
カリフラワー……½房
黒こしょう……少々
レモン（くし形切り）……⅛個

作り方

1 カリフラワー（飾り用含む）、じゃが芋、玉ねぎは同じ耐熱容器に入れてラップをかけ、電子レンジで2分ほど加熱する。

2 1の飾り以外、熱湯、塩、こしょうをミキサーに入れ、なめらかになるまで攪拌する。豆乳、レモンの絞り汁を加え、よく混ぜる。器に盛り、カリフラワー、黒こしょうを飾り、レモンを半分に切って添える。

しらすと水菜の甘塩スープ

材料

甘塩しらす……カップ$\frac{1}{4}$（15g）
水菜（4cm長さに切る）……3本
＜昆布だし＞＊
　昆布（5cm角）……1枚
　水……200ml
しょうが（薄切り）……$\frac{1}{2}$かけ
梅干し……1個
しょうゆ……少々

＊和風だしの素（昆布）小さじ$\frac{1}{3}$＋水200mlで代用可。

作り方

1 昆布だしをとる。耐熱容器に昆布と分量の水を入れてふんわりとラップをかけ、電子レンジで1分30秒ほど加熱し、昆布を取り出す。
2 鍋に**1**の昆布だし、しょうが、梅干しを入れ、ふたをして中火にかける。沸騰したら甘塩しらす、水菜を加え、しょうゆで味をととのえる。

ストレス緩和に効果のある食材と栄養素

精神を安定させて イライラを解消する

セロリ（アピイン、セネリン）……香り成分が神経系に作用して精神を安定させる。
水菜（カルシウム）……イライラを解消して気持ちを落ち着かせる。
カリフラワー（ビタミンC）……ストレスによって大量消費されることから、ストレス緩和作用があると考えられる。また、ストレスによって発生する活性酸素を除去する働きもある
レモン（リモネン）……柑橘類に多く含まれる香り成分。精神をリラックスさせる。

＼これもおすすめ！／

ストレス緩和ジュース

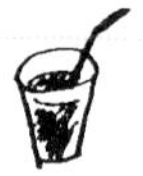

セロリーシャイン

**青りんごとセロリの爽快ジュース。
青りんごの香りとセロリ特有の
香り成分アピインとセネリンで
イライラを解消。**

材料

セロリ……$\frac{1}{4}$本（30g）
青りんご……$\frac{1}{2}$個（100g）
ライム……$\frac{1}{8}$個
水……100ml

作り方

1 セロリ、青りんごは一口大に切る。
2 ライム以外の材料をミキサーに入れ、なめらかな液状になるまで攪拌し、ライムを絞る。

女性の不調改善

女性ホルモンの分泌が乱れると、生理不順や冷え、むくみ、イライラ感などの症状が現れ、代謝が下がるなどやせない原因に直結します。こうした症状には、体内で女性ホルモンと似た働きをする大豆成分イソフラボンの補給が有効。冷え対策には熱産生を増やすねぎ類やあさりのタウリン、貧血にはひじきの鉄分、骨粗しょう症予防には小魚などのカルシウムがおすすめです。

からだポカポカ薬膳スープ

長ねぎ、しょうが、にんにくの三大香味野菜でからだを温めて、不調を根本的に改善。

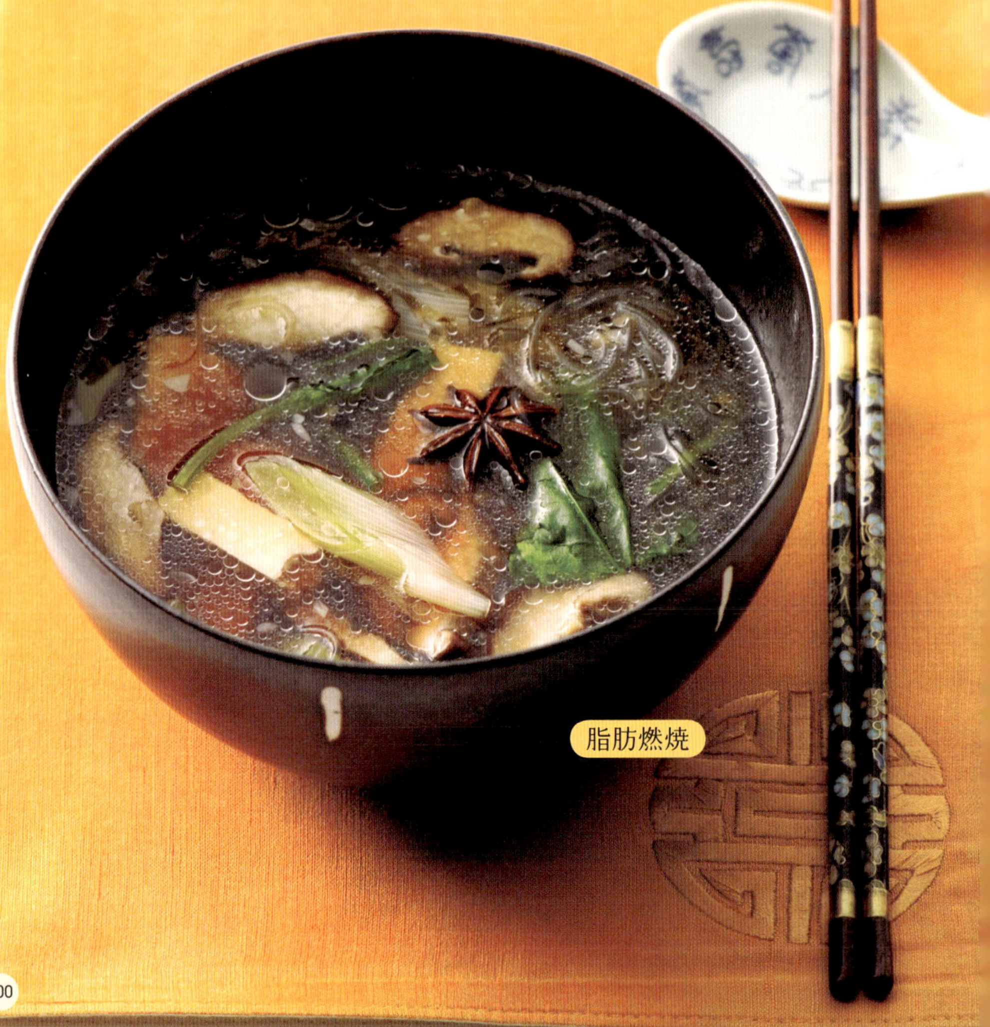

脂肪燃焼

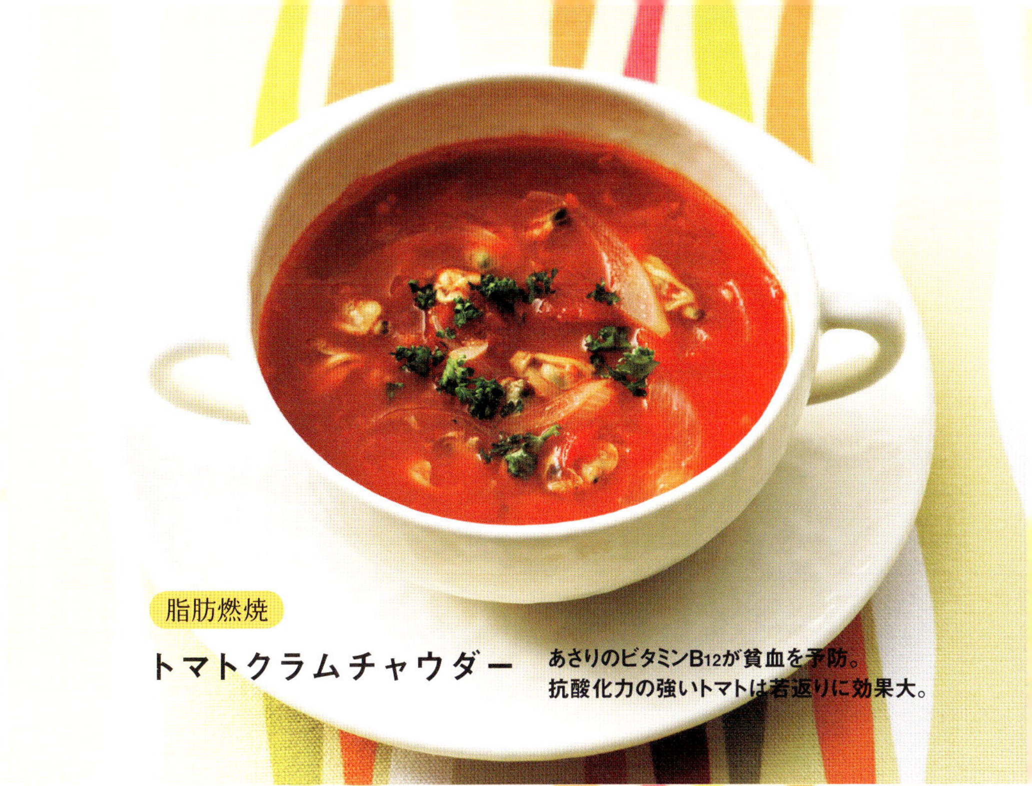

脂肪燃焼

トマトクラムチャウダー

あさりのビタミンB_{12}が貧血を予防。
抗酸化力の強いトマトは若返りに効果大。

ひじきの鉄分スープ しそ風味

ひじきの鉄分、カルシウムで骨を強化。貧血や骨粗しょう症予防におすすめ。

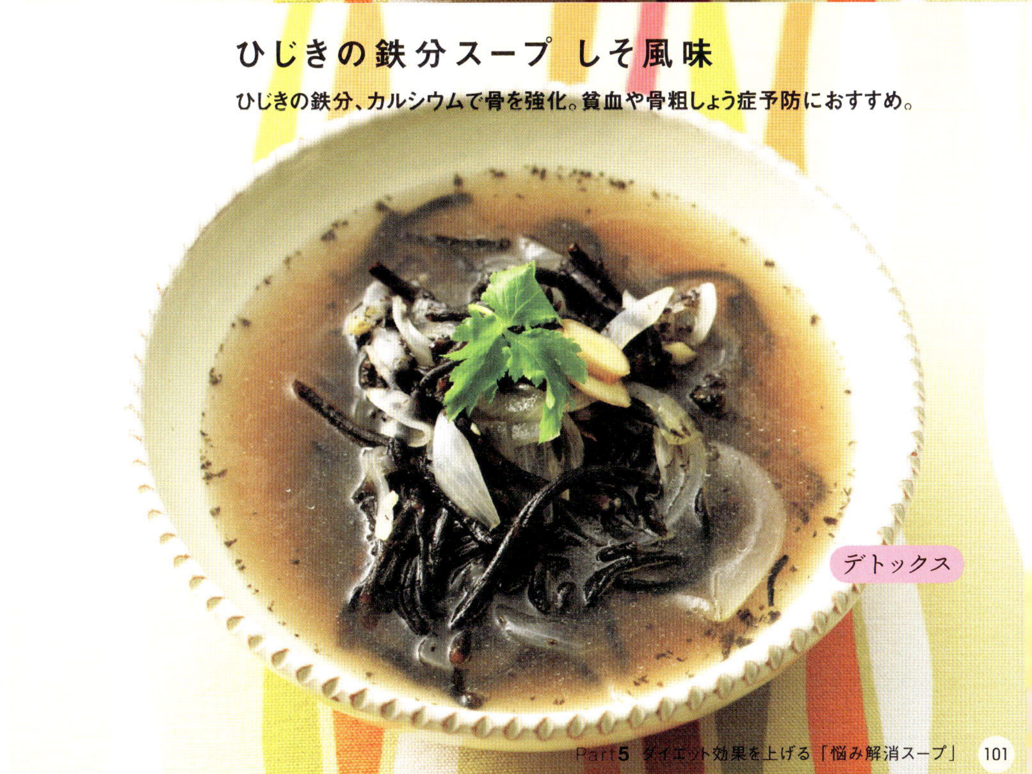

デトックス

からだポカポカ薬膳スープ

材料

小松菜（ざく切り）……2株（50g）
長ねぎ（斜め切り）……10cm
生しいたけ（細切り）……2個
春雨（乾燥）……15g
木綿豆腐（細切り）……½丁
A にんにくオイル（P112参照）
　……小さじ1＊
　しょうがオイル（P112参照）
　……小さじ1＊＊
＜スープ＞
　水……400ml
　八角……1個
　オイスターソース……大さじ1
　しょうゆ……小さじ2
　塩……少々
ラー油……小さじ1

＊にんにくのすりおろし小さじ½＋ごま油小さじ1で代用可。
＊＊しょうがのすりおろし小さじ½＋ごま油小さじ1で代用可。

作り方

鍋にAと長ねぎを入れ、弱火でじっくり炒める。香りが立ったら、小松菜、しいたけ、春雨、木綿豆腐、＜スープ＞の材料を加え、ふたをして春雨がやわらかくなるまで3分ほど煮込む。器に盛り、ラー油を回しかける。

トマトクラムチャウダー

材料

あさり水煮缶……1缶（40g）
玉ねぎ（薄切り）……¼個
しょうがオイル（P112参照）……小さじ2＊
＜スープ＞
　野菜スープの素……小さじ1
　水……200ml
　ホールトマト水煮缶（粗みじん切り）
　……½缶（200g）
　砂糖……小さじ½
塩、こしょう……各少々
パセリ（みじん切り）……少々

＊しょうがのすりおろし小さじ1＋ごま油小さじ2で代用可。

作り方

鍋にしょうがオイルを入れて弱火にかけ、香りが立ったら玉ねぎを加えて炒め、しんなりしたら＜スープ＞の材料と、あさりを缶汁ごと加える。ふたをして弱火で4分ほど煮込み、塩、こしょうで味をととのえる。器に盛り、パセリを飾る。

ひじきの鉄分スープ しそ風味

材料

ひじき〔乾燥〕(水でもどす)……6g
玉ねぎ(薄切り)……1/3個
しらたき(あく抜き済み)……30g

A
- しょうがオイル(P112参照)……小さじ2＊
- 塩……1つまみ
- 水……大さじ2

＜スープ＞

鶏がらスープの素……小さじ2
水……200ml

ゆかり……小さじ1/2
しょうが(薄切り)……2枚
三つ葉……少々

＊しょうがのすりおろし小さじ1＋ごま油小さじ2で代用可。

作り方

1 鍋に玉ねぎ、ひじき、**A**を入れ、ふたをして強火で約2分、炒め蒸しにする。

2 **1**に＜スープ＞の材料、しらたきを加え、ふたをして煮立たせ、ゆかりで味をととのえる。器に盛り、しょうが、三つ葉を飾る。

◎しらたきのあくを抜く場合は、鍋にしらたきとかぶるくらいの水を入れて中火にかけ、煮立ったらざるに上げる。しらたきが長い場合は、食べやすい長さに切る。

女性の不調改善に効果のある食材と栄養素

女性特有の症状を緩和する

小松菜(カルシウム)……骨を丈夫にし、骨粗しょう症を予防する。

ひじき(鉄分)……血液に含まれるヘモグロビンを合成し、貧血を予防する。

のり(葉酸)……赤血球の合成を助け、貧血を防ぐ。細胞分裂に欠かせない成分で、とくに妊娠前や妊娠中の女性には必須。

あさり(ビタミンB_{12}・鉄分)……造血作用があり、貧血を防ぐ。また、あさりのタウリンも貧血を予防する働きがある。

＼これもおすすめ！／

女性の不調改善ジュース

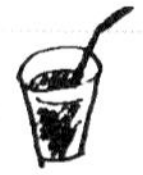

ウーマンパワー

**甘苦い味わいの大人のジュース。
プルーンの鉄分、小松菜のカルシウムで女性を元気にする、栄養補給ジュース。**

材料

小松菜……1株(30g)
りんご……1/4個(50g)
ドライプルーン……2個
水……100ml

作り方

1 小松菜はざく切りにし、りんごは一口大に切る。

2 すべての材料をミキサーに入れ、なめらかな液状になるまで攪拌する。

疲労回復

減量のための極端なカロリー制限や偏食でからだに必要な栄養が不足すると、免疫力が下がって疲労や風邪の原因になります。たとえ体重が落ちても、不調が続いたり、げっそりやせては意味がありません。美しくやせるには体調を整えることが先決です。粘膜を強化するビタミンB群を含む鯛や明太子、滋養強壮効果の高い長芋、梅のクエン酸などを摂り、体調を整えましょう。

真鯛のりんご蒸しスープ

滋味豊かな鯛と甘酸っぱいりんごは好相性。
お酢のパワーでさらに効果アップ。

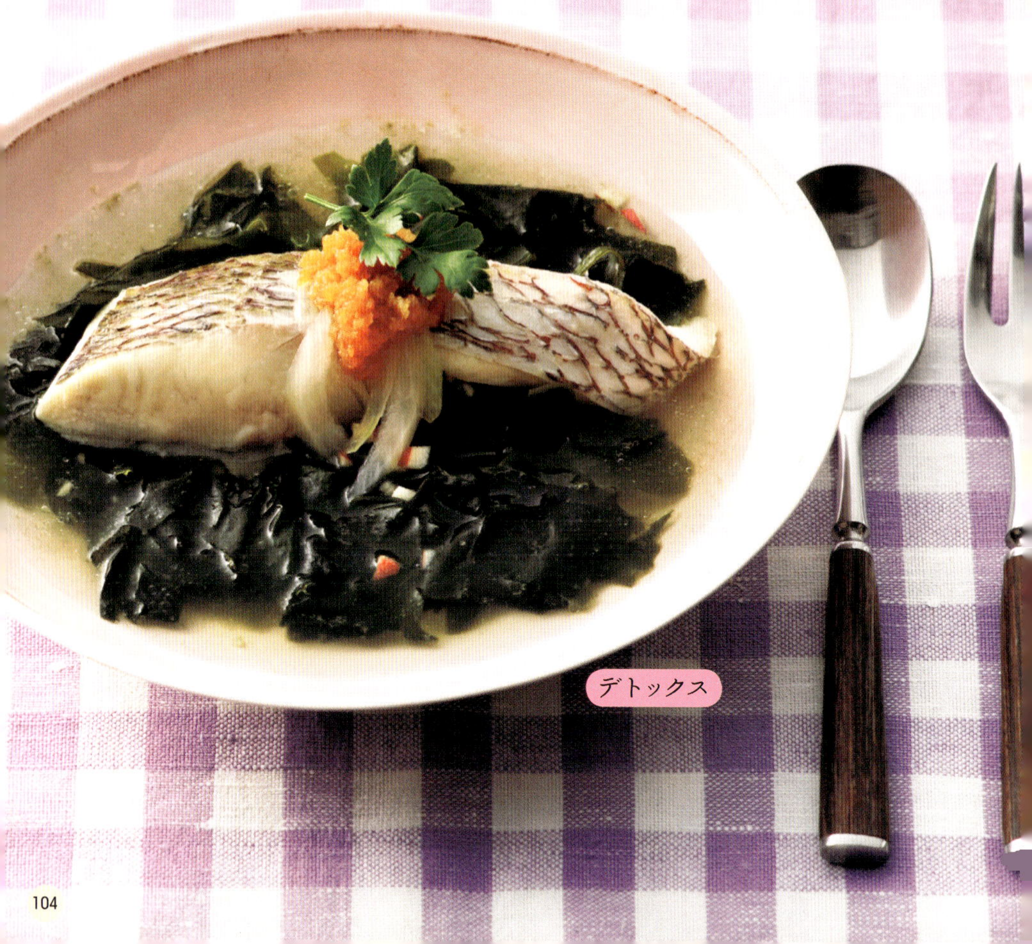

デトックス

梅と大根おろしの白雪スープ

胃液の分泌を促す大根と梅のクエン酸で消化を助け、疲労を回復。

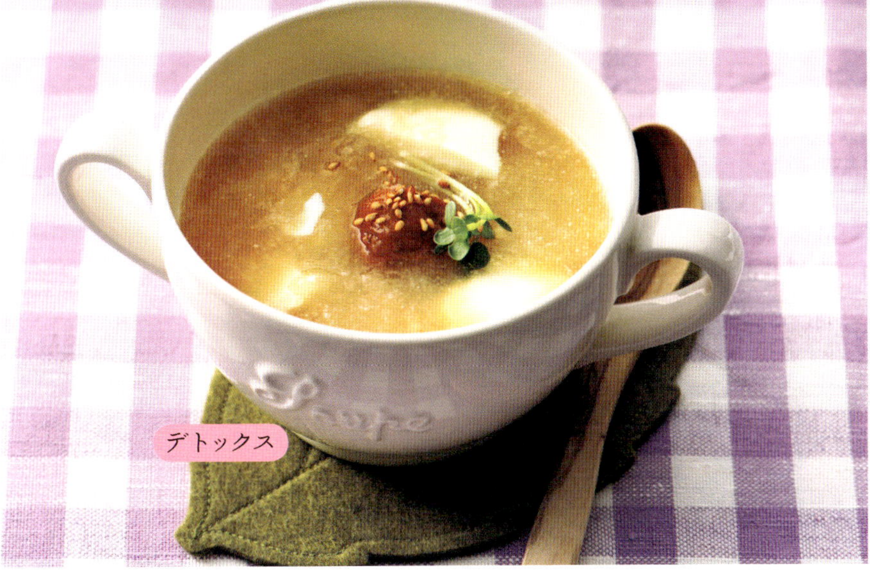

長芋と明太子のとろとろ汁

滋養強壮効果の高い長芋で元気アップ！
明太子のナイアシンとカプサイシンで代謝も促進。

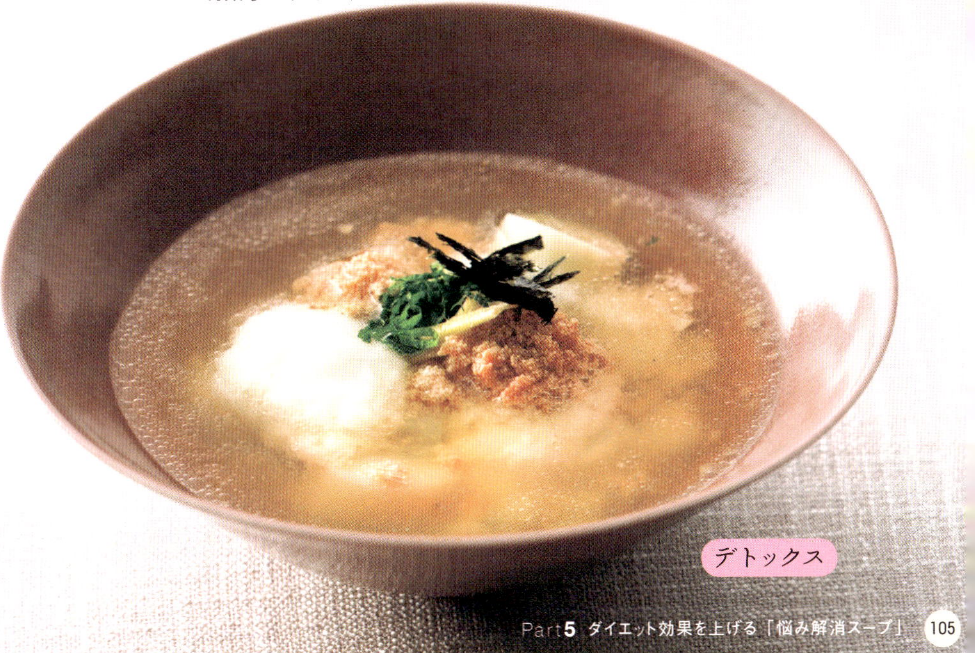

真鯛のりんご蒸しスープ

材料

真鯛……1切れ
カットわかめ(乾燥)……4g
玉ねぎ、りんご(みじん切り)……各大さじ1
しょうがオイル(P112参照)……小さじ1＊
＜昆布だし＞＊＊
　昆布(5㎝角)……1枚
　水……200㎖
＜りんごソース＞
　りんごのすりおろし……大さじ1
　りんご酢(ほかの酢でも可)、しょうゆ
　　……各大さじ½
〈飾り用〉
　イタリアンパセリ……少々
　玉ねぎ(薄切り)……⅛個

＊しょうがのすりおろし小さじ½＋ごま油小さじ1で代用可。
＊＊和風だしの素(昆布)小さじ⅓＋水200㎖で代用可。

下準備

・わかめは水でやわらかくもどし、水けをきる。
・＜りんごソース＞の材料は混ぜ合わせておく。
・鯛に塩少々(分量外)をふってしばらくおいて下味をつけ、出た水分をふき取り、片栗粉(分量外)を軽くはたく。

作り方

1 耐熱容器にしょうがオイル、わかめ、玉ねぎ、りんご、鯛の順に入れ、ラップをかけて電子レンジで1分30秒～2分加熱する。
2 昆布だしをとる。耐熱容器に昆布と分量の水を入れてふんわりとラップをかけ、電子レンジで1分30秒ほど加熱し、昆布を取り出す。
3 **1**を器に盛り、熱々の昆布だしを鯛がひたひたになるくらいかけ、飾り用の玉ねぎ、＜りんごソース＞をのせて、イタリアンパセリを飾る。

◎魚が生臭い場合は、50℃のお湯(熱湯:水＝1:1)につけ、2～3分振り洗いをする。
◎鯛のほかにかれいやたらなどの白身魚でもよい。

梅と大根おろしの白雪スープ

材料

大根(すりおろす)……4㎝(100g)
おぼろ豆腐……100g＊
梅干し……1個
しょうがオイル(P112参照)……小さじ1＊＊
水……200㎖
しょうゆ、片栗粉……各小さじ1
〈飾り用〉
　貝割れ大根、金ごま……各少々

＊絹ごし豆腐で代用可。
＊＊しょうがのすりおろし小さじ½＋ごま油小さじ1で代用可。

作り方

1 おぼろ豆腐と飾り以外の材料を鍋に入れ、混ぜ合わせる。
2 **1**を強火にかけ、一煮立ちしたら、おぼろ豆腐を加えて火を止める。器に盛り、貝割れ大根、金ごまを飾る。

長芋と明太子のとろとろ汁

材料

長芋……9㎝（150g）

明太子（ぶつ切り）……30g

しょうがオイル（P112参照）……小さじ2＊

かつおと昆布のだし……200㎖＊＊

薄口しょうゆ……小さじ2

青じそ（せん切り）、しょうが（せん切り）、刻みのり……各少々

＊しょうがのすりおろし小さじ1＋ごま油小さじ2で代用可。

＊＊和風だしの素（かつお・昆布）小さじ⅔＋水200㎖で代用可。

作り方

1 長芋は皮をむき、半分はすりおろし、残りは輪切りにする。

2 鍋にしょうがオイルを入れて弱火にかけ、香りが立ったら輪切りにした長芋を入れ、両面に焼き色をつける。

3 **2**にだしを加え、ふたをして強火にかけ、沸騰したらすりおろした長芋、明太子、薄口しょうゆを加えて一煮立ちさせる。器に盛り、青じそ、しょうが、刻みのりを飾る。

疲労回復に効果のある食材と栄養素

消化を助けて体力を回復する

梅（クエン酸）……酸性物質の分解を促して疲労を回復する。

大根（ジアスターゼ、プロテアーゼ、リパーゼ）……ジアスターゼはでんぷんを、プロテアーゼはたんぱく質を、リパーゼは脂肪の分解を促し、弱った胃の働きを助ける。

長芋（ムチン）……胃壁を保護して粘膜を修復し、体力を増強する。

鯛（ビタミンB_1）……糖質の代謝を促進してエネルギーに変え、疲労を予防する。

＼これもおすすめ！／

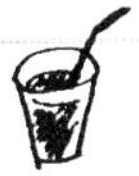

疲労回復ジュース

ジンジャーレモンショット

レモンのビタミンCとしょうがのジンゲロールでからだを温め、風邪を撃退。目が覚める刺激的な一杯。

材料

レモン……1個（果汁30㎖）

水……40〜50㎖

しょうがのすりおろし……小さじ1

はちみつ……小さじ2

作り方

1 レモンは横半分に切り、スクイーザーで果汁を絞る。

2 ボウルにすべての材料を入れて混ぜ合わせ、茶こしでこす。

不眠解消

不眠は、内臓脂肪を燃やす成長ホルモンの働きを妨げます。睡眠サイクルを調整するメラトニンを含むくるみ、催眠作用のあるグリシンを含む帆立てなどが不眠の解消に役立つでしょう。バナナや大豆製品に含まれるトリプトファンは、睡眠や精神を安定させるのに効果的。トリプトファンは神経伝達物質セロトニンの材料となり、セロトニンからメラトニンが作られます。

帆立てと白菜のあんかけ風スープ

**からだを温める長ねぎと
帆立てのグリシン効果で安らかな眠りに誘う。**

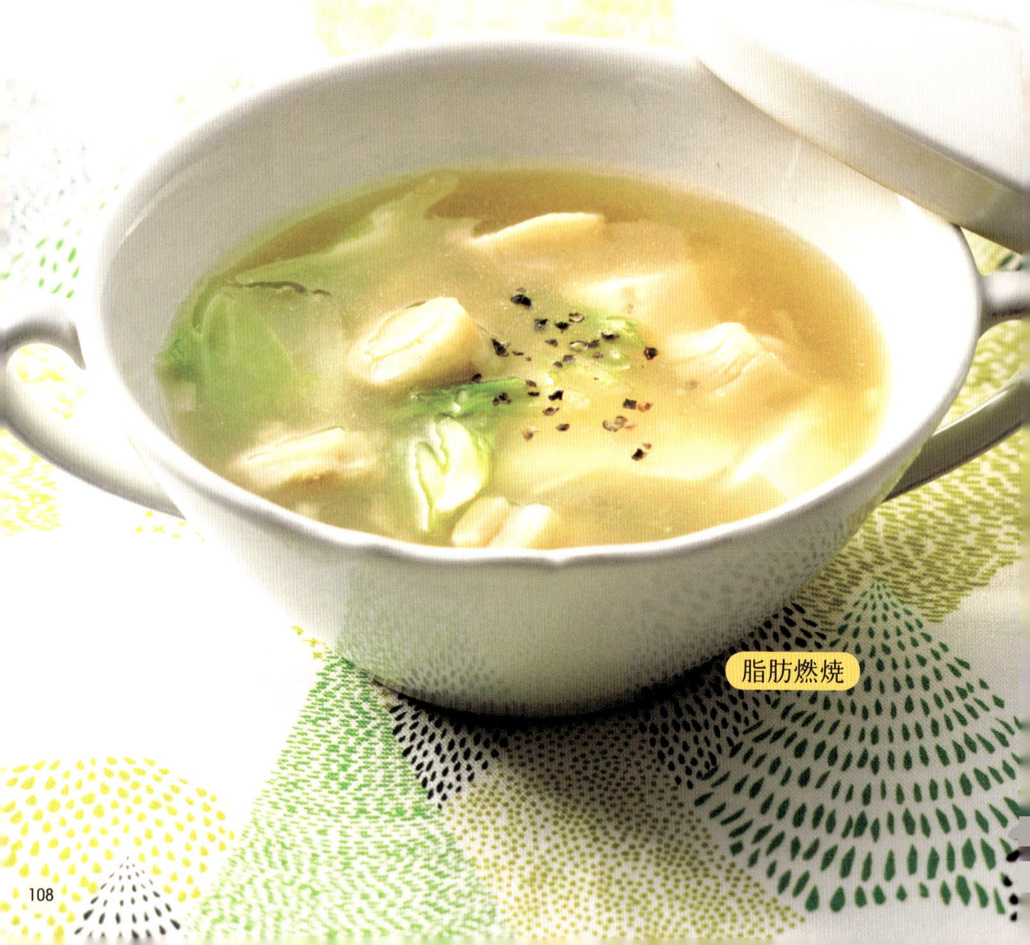

デトックス

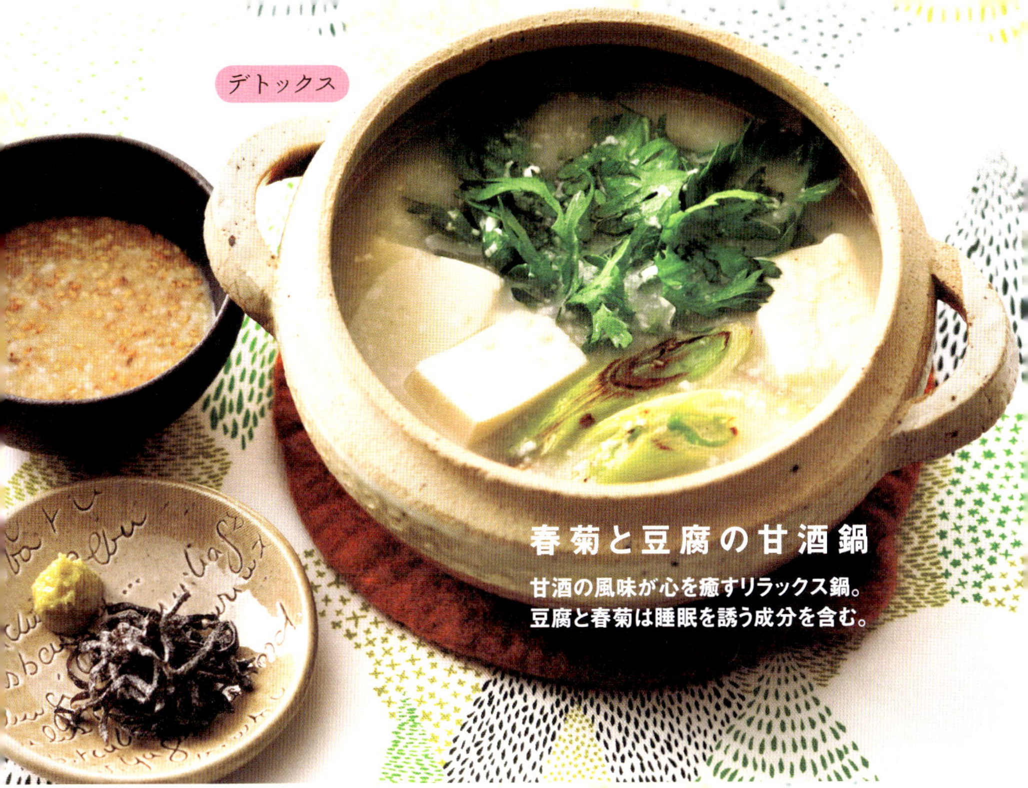

春菊と豆腐の甘酒鍋

甘酒の風味が心を癒すリラックス鍋。
豆腐と春菊は睡眠を誘う成分を含む。

レタスと干しえびのしょうがスープ

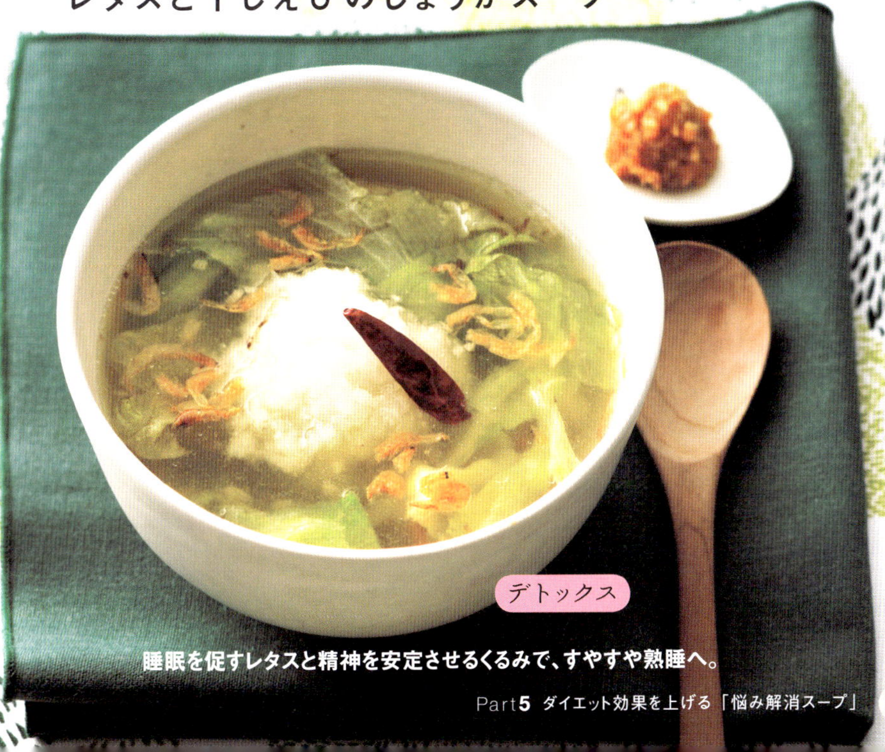

デトックス

睡眠を促すレタスと精神を安定させるくるみで、すやすや熟睡へ。

帆立てと白菜のあんかけ風スープ

材料

帆立て貝柱水煮缶……1缶（45g）
白菜（ざく切り）……2枚
絹ごし豆腐（一口大に切る）……½丁
A｜ねぎオイル（P112参照）……小さじ2＊
｜塩……1つまみ
｜水……大さじ2
＜スープ＞
　鶏がらスープの素……小さじ1
　水……400ml
　酒、しょうゆ……各大さじ1
水溶き片栗粉……片栗粉大さじ1＋水大さじ1
黒こしょう……少々

＊長ねぎのみじん切り5cm分＋ごま油小さじ2で代用可。

作り方

1 鍋に白菜、**A**を入れ、ふたをして強火で約2分、炒め蒸しにする。

2 **1**に＜スープ＞の材料、帆立て貝柱を缶汁ごと加え、ふたをして強火にかける。沸騰したら水溶き片栗粉を回し入れ、全体をかき混ぜながらとろみをつける。豆腐を加え、豆腐がぐらっとしたら火を止める。器に盛り、黒こしょうをふる。

春菊と豆腐の甘酒鍋

材料

春菊（4cm長さに切る）……4本
豆腐（一口大に切る）……1丁
長ねぎ（4cm長さの斜め切り）……1本
＜昆布だし＞＊
　昆布（5cm角）……1枚
　水……200ml
甘酒（米麹）……200ml
〈ごま甘酒だれ〉
　甘酒（米麹）……大さじ1
　すり白ごま、しょうゆ……各大さじ½
好みでゆずこしょう、塩昆布……少々

＊和風だしの素（昆布）小さじ⅓＋水200mlで代用可。

下準備

・長ねぎはオーブントースターで両面に焼き色がつくまで5分ほど焼く。
・たれの材料は混ぜ合わせておく。

作り方

1 昆布だしをとる。耐熱容器に昆布と分量の水を入れてふんわりとラップをかけ、電子レンジで1分30秒ほど加熱し、昆布を取り出す。

2 鍋に**1**、甘酒を入れてよく混ぜ合わせ、ふたをして中火にかける。

3 沸騰したら豆腐、長ねぎを加え、豆腐がぐらっとしたら春菊を加え、春菊がしんなりしたら火を止める。ごま甘酒だれやゆずこしょう、塩昆布をつけて食べる。

レタスと干しえびのしょうがスープ

材料

レタス(一口大にちぎる)……¼玉
大根……4cm(100g)
干しえび……小さじ1
しょうがオイル(P112参照)……小さじ2＊
＜スープ＞
　帆立てだしの素……小さじ2
　水……200ml
赤唐辛子……1本
〈くるみみそだれ〉
　くるみ……5個
　みそ……大さじ1
　きび砂糖……大さじ½

＊しょうがのすりおろし小さじ1＋ごま油小さじ2で代用可。

下準備

・大根はおろし器ですりおろし、ざるなどに上げて自然に水けをきる。
・くるみはポリ袋に入れ、めん棒などでたたきつぶし、残りのたれの材料とよく混ぜる。

作り方

1 鍋に干しえび、しょうがオイルを入れて弱火にかけ、香りが立ったら＜スープ＞の材料を加え、ふたをして強火にする。
2 **1**が煮立ったらレタスを加えて一煮立ちさせ、大根おろしを加えて火を止める。器に盛り、赤唐辛子を飾る。くるみみそだれを加えて食べる。

不眠解消に効果のある食材と栄養素

精神を落ち着かせて安眠を促す

レタス(ラクチュコピクリン)……精神をリラックスさせて安眠を促す。
豆乳(トリプトファン)……睡眠を促すメラトニンを作る脳内物質セロトニンの原料となる。
春菊(α-ピネン)……独特の芳香が精神を落ち着かせる。
帆立て(グリシン)……睡眠や呼吸に関わり、催眠作用のような効果がある。
バナナ(トリプトファン、ビタミンB_6)……脳内物質セロトニンを作るトリプトファンとビタミンB_6が同時に摂れる。

＼これもおすすめ!／

不眠解消ジュース

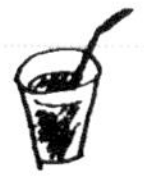

チョコバナナソイ

催眠成分を含むバナナと、
自律神経を整えるココアをミックス。
栄養バランスがよく、おやつにもおすすめ。

材料

バナナ……½本(50g)
豆乳(無調整)……100ml
ココア、水……各小さじ2
好みではちみつ……小さじ1～2

作り方

1 バナナは皮をむき、一口大に切る。ポリ袋にココア、分量の水、バナナを入れ、全体がココア色になるまでよくもみ込む。
2 器にはちみつを入れ、**1**と豆乳を加え、混ぜながら飲む。

◎すべての材料をミキサーに入れて攪拌してもよい。

column

ダイエット効果が上がる！　「脂肪燃焼オイル」を作ろう

にんにく、しょうが、長ねぎには、デトックスや脂肪燃焼など「やせるパワー」がたっぷり！　これらをオイルにつけると、有効成分が溶け出して、使うたびに代謝がアップ！　ダイエット効果が上がる最強調味料です。

さらに、香りや味がオイルに移り、肉や魚なしでもスープにうまみやコクを簡単に加えることができます。これさえ作っておけば、料理の初めに玉ねぎを弱火でじっくり炒めたり、にんにくをオイルで熱して香りを出すなどの、手間のかかる作業は必要ありません。野菜メインの夜スープをよりおいしくするためにも、ぜひ、作ることをおすすめします。

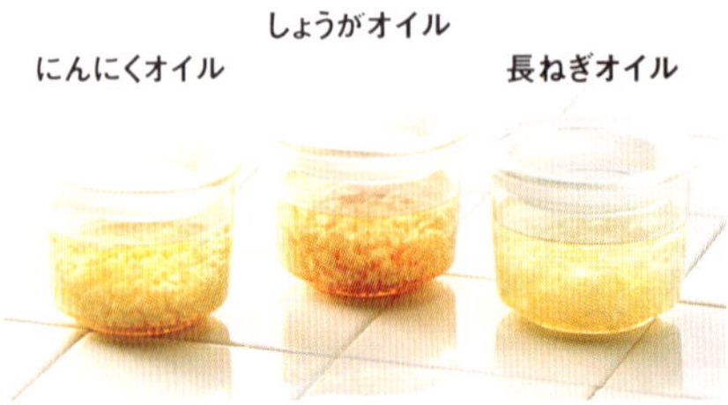
しょうがオイル
にんにくオイル
長ねぎオイル

材料

にんにくオイル

にんにく……1個(50g)
太白ごま油……100ml＊

しょうがオイル

しょうが……50g
太白ごま油……100ml＊

長ねぎオイル

長ねぎ(白い部分)……1本分(50g)
太白ごま油……100ml＊

＊太白ごま油は、ごまをいらずに生のまま絞ったもの。素材の味を引き立てる。なたね油、オリーブ油などでも可。

作り方

1 にんにくは1かけずつに分け、皮をむいてみじん切りにする。しょうがは皮つきのまま、みじん切りにする。長ねぎは水けをふき取り、みじん切りにする。

2 それぞれ煮沸消毒済みの保存容器に入れ、ごま油を注ぎ、よく混ぜる。

Point

◎具材が酸化しないように、いつもオイルにつかっている状態にする。具材がオイルから出る場合は、かぶるくらいまでオイル（分量外）を足す。
◎スプーンが入る広口瓶で保存すると使いやすい。
◎2～3日後に具材が沈んだあと、オイルの上澄みが1cmくらいできるのがベスト。
◎冷蔵で3週間、冷凍なら1ヵ月保存可能。

基本の使い方

◎オイルと具材は半々くらいの量をスプーンですくい取って使う。
◎作ってすぐに使えるが、具材とオイルがなじむ2～3日後から使うとよい。
◎いつもの調理油の代わりに使うほか、スープやサラダ、料理全般のコク出しや、最後にひと味加えたいときにも役立つ。

混ぜるだけ！　スピード脂肪燃焼オイル

にんにくやしょうがを刻むのが面倒なときは、市販のおろしにんにくやおろししょうがと太白ごま油を1：2で合わせてよく混ぜればOK。

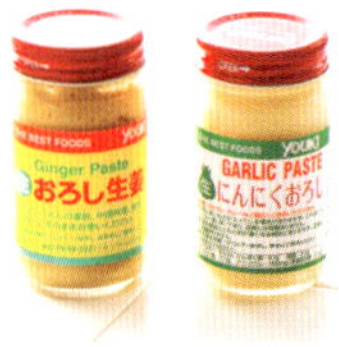

みじん切りが簡単にできるおすすめ調理道具

ひもを引っ張るだけで刃が回り、野菜を簡単にみじん切りにできる「スピーディーチョッパー」。これがあれば脂肪燃焼オイルが5分以内で完成します。(私物)

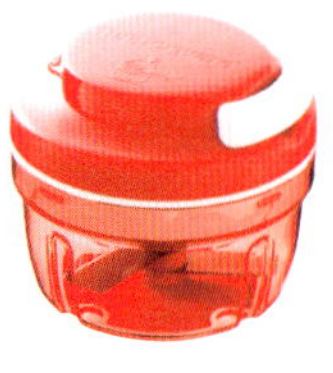

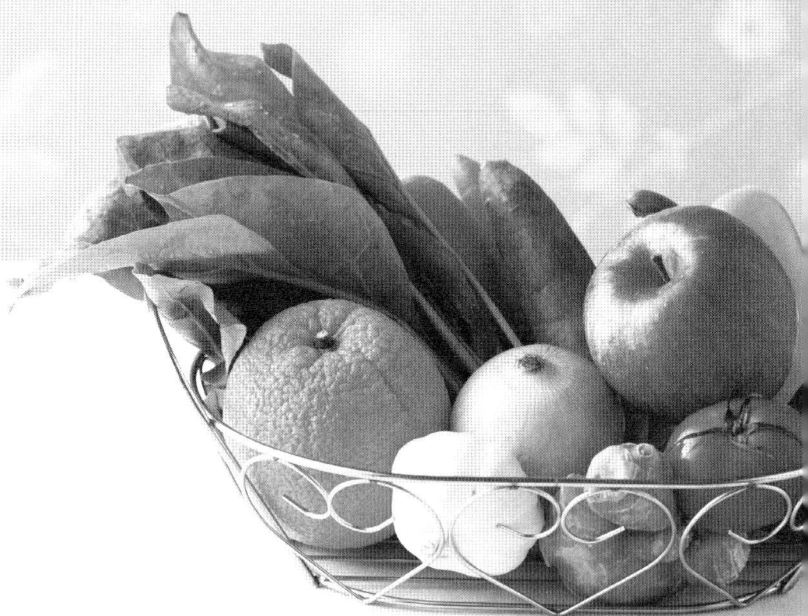

Part 6

朝ジュース×夜スープダイエット成功の秘訣

ビギナーにおすすめ!

1週間プログラム

朝ジュース×夜スープダイエットを始めてみたいけれど、きちんと継続できるか不安という方へ。まずはデトックス効果が期待できる1週間プログラムに挑戦してみてはいかがでしょうか。朝は野菜とフルーツのジュース、昼は腹八分目の食事、夜は7時前後に野菜スープを食べるという生活を1週間だけ続けてみてください。開始日の2日前ほどから消化がよく低カロリーの食事で徐々にからだを慣らすとより効果的。週明けの月曜日からスタートするとリズムよく継続できるはずです。私も最初は1週間から始めましたので、そのときのメニュー例をご紹介します。

1週間プログラムメニュー例

月曜

朝 にんじんとりんごのジュース1杯(300ml)

昼 刺身定食(刺身、ご飯½杯、サラダ、煮物、みそ汁)
15:00にナッツ類

夜 野菜たっぷりスープ1杯、豆乳1杯

Point 酵素を多く含むサラダ、刺身で消化を促進し、代謝アップ。

火曜

朝 にんじんとグレープフルーツのジュース1杯(300ml)

昼 ビビンパ定食(野菜、卵、ご飯½杯、キムチ、烏龍《ウーロン》茶1杯)
16:30にむき甘栗

夜 野菜たっぷりスープ1杯

Point ビビンパの赤唐辛子で脂肪を燃やす。

水曜

朝 りんごとトマトのジュース1杯(300ml)
11:00にドライマンゴー

昼 温野菜サラダ定食(根菜・アボカド・オレンジ・トマトのサラダ、豆スープ、パン½個、寒天ゼリー)

夜 野菜たっぷりスープ1杯、炭酸水

Point 栄養豊富な豆類と柑橘類のクエン酸で代謝アップ。

木曜

朝 パイナップルとバナナと小松菜のジュース１杯（300ml）

昼 さばみそ定食（さば、わかめと豆腐のみそ汁、サラダ、おひたし）

夜 野菜たっぷりスープ１杯、豆乳１杯

Point 青魚のn-3系脂肪酸で中性脂肪を減らす。

金曜

朝 りんごと巨峰の豆乳ジュース１杯（300ml）

昼 そば定食（ざるそば$\frac{2}{3}$枚、オクラ・納豆・とろろ、サラダ、ひじきの煮物）

夜 野菜たっぷりスープ１杯、にんじんサラダ

Point 納豆ととろろの酵素パワーで消化力を高め、代謝アップ。

土曜

朝 大根とりんごのジュース１杯（300ml）、ドライプルーン２個

昼 野菜たっぷりスープ１杯、パン$\frac{1}{2}$個

夜 飲み会（焼酎１杯、かつおのたたき、枝豆、海鮮トマトサラダ、野菜スティック、冷や奴、おでん）

Point 外食は、油もの、肉類を控え、低脂肪・低カロリーな食事に。

日曜

朝 にんじんとパイナップルと酢のジュース１杯（300ml）

昼 中華粥とサラダ定食（粥１杯、きのこ、野菜サラダ〔大盛り〕、海藻スープ）

夜 野菜たっぷりスープ１杯

Point 脂質と糖質を控え、前日の飲み会分をリセット。

食材の組み合わせで脂肪燃焼力を上げる!

P26〜27ではデトックスや脂肪燃焼効果のある野菜を中心にご紹介しましたが、脂肪燃焼力をさらに上げるには、食材の組み合わせがとても重要といわれています。「朝ジュース×夜スープ生活」でとくに意識して摂りたいのは、好きなものを自由に食べられる昼食です。この昼食の食べ方がダイエットの効果をさらに高めるためのカギを握るといっても過言ではありません。以下の1、2、3の食材を組み合わせて摂ると、脂肪燃焼パワーがさらにアップ。できるだけ多種多様な食材を組み合わせて、食べものの栄養を効率よく取り入れましょう。

1 筋肉をつくる食材

からだの中で脂肪を最も燃焼している組織は筋肉です。つまり、筋肉の量が多いほど脂肪を燃焼しやすいということ。その筋肉をつくる材料となるのがたんぱく質です。筋肉は毎日少しずつ作り替えられるため、脂肪を燃やし続けるには毎日たんぱく質を補うことが必要です。さらに、たんぱく質の再合成に必要なビタミンB_6、葉酸、マグネシウムなどを合わせて摂ると、より効果的に脂肪の燃えやすいからだをつくることができます。ただし、たんぱく質の摂りすぎは腸内腐敗の原因になります。肉や魚の1日の摂取量は、片手のひらにのるくらいを目安にしましょう。

たんぱく質……卵、牛肉、豚肉、鶏肉、さけ、さば、あじ、あさり、納豆、豆腐、豆乳、チーズ
ビタミンB_6……にんにく、牛レバー、まぐろ、かつお
葉酸……モロヘイヤ、パセリ、ブロッコリー、ほうれんそう、菜の花、枝豆、春菊
マグネシウム……大豆、油揚げ、ナッツ類、わかめ、ひじき

私の体験&アドバイス

無理なダイエットをして、体重は落ちたけれど、顔や胸、二の腕がたるみ、げっそりやせてしまいました。その原因は筋肉が落ちたことでした。筋肉の減少を防ぐには、たんぱく質を摂ることが大切です。

2 代謝を上げる食材

代謝アップには、摂った栄養を効率よくエネルギーに変える食べものを摂ることが大切です。とくにビタミンB_1は糖質の代謝を、ビタミンB_2は脂質の代謝を促し、いずれも代謝に不可欠の栄養素です。また、栄養素をエネルギーに変えるクエン酸や、血行を促進してからだを温める辛み成分なども、代謝アップに効果的です。

ビタミンB_1……豚肉、たらこ、鯛、のり、枝豆、ごま、干ししいたけ
ビタミンB_2……レバー、ぶり、かれい、さば、納豆、まいたけ、卵
クエン酸……酢、梅干し、レモン、グレープフルーツ、オレンジ
辛み成分……にんにく、しょうが、カレー粉、玉ねぎ

私の体験&アドバイス
これらは比較的スープに加えやすい食材です。私は、卵、納豆、玉ねぎはそのつど購入し、カレー粉、にんにく、しょうがのパウダー、梅干し、酢は常備しています。

3 脂肪を燃やす食材

脂肪を効率よく燃やすには、脂質の代謝を促すビタミンB_2のほか、コレステロールや中性脂肪を分解して脂質の代謝を高めるナイアシン、交感神経を刺激して脂肪を燃焼させるカプサイシン、肝臓などへの脂肪の蓄積を防ぐビタミンB_6、B_2も有効。青魚に多く含まれるＤＨＡは脂肪燃焼を促進し、ＥＰＡは中性脂肪を減らす働きがあります。タウリンは新陳代謝を活発にし、脂肪燃焼を促す作用があります。

ビタミンB_2……「代謝を上げる食材」の「ビタミンB_2」の食材のほかに、
うなぎ、モロヘイヤ、さんま、アボカド、のり
ビタミンB_6……「筋肉をつくる食材」の「ビタミンB_6」の食材のほかに、
さけ、ささみ、さつま芋、じゃが芋、くるみ、バナナ、アボカド
ナイアシン……たらこ、かつお、さば、落花生、きのこ類
カプサイシン……赤唐辛子、七味唐辛子、タバスコ、ゆずこしょう、豆板醤《トウバンジャン》
DHA・EPA……まぐろ、かつお、あじ、さば、さんま、いわし、ぶり、うなぎ
タウリン……うに、帆立、あさり、たこ、さば、いわし、いか、えび

私の体験&アドバイス
脂肪を燃やす効果のあるものを意識して食べれば、少々カロリーが高くても肉類を適度に食べることは怖くありません。いろいろな食材をバランスよく摂ることこそが、美しくやせるための条件なのです。

デトックス効果を上げる！「自然派だし」のとり方

自然食材からとるだしは、素材やスープの味わいを引き立てます。
香り豊かですっとのどを通り、後味も爽やか。天然素材の栄養やうまみも補え、
添加物などの化学物質を含まないので安心。
スープ作りに「自然派だし」を利用すれば、さらにデトックス効果が上がります。

◎だしは、冷蔵庫で2〜3日保存可能。製氷器に入れて冷凍すれば2〜3週間保存できる。
◎よく使うだしは、水以外の材料を2倍にして濃いめにとり、2倍に薄めて使うとよい。

水に一晩つけるだけ！　簡単「昆布だし」2種

昆布だしは水に一晩つけるだけという手軽さで、市販のだしの素とは違う、
すっきりとした味が出せるので、とくにおすすめ。上質な昆布ほど、いいだしがとれます。

昆布だし

上品であっさりした風味。野菜や魚介系スープ、具材の繊細な味を生かしたいときに。

材料

昆布（5cm×10cm）……1枚
水……500ml

作り方

冷水用ポットなどにすべての材料を入れ、冷蔵庫で3時間〜一晩おく。

昆布・しいたけだし

コクと風味のバランスがよい。中華風スープや、味に深みを出したいときに。

材料

昆布（5cm×10cm）……1枚
干ししいたけ……1個
水……500ml

作り方

冷水用ポットなどにすべての材料を入れ、冷蔵庫で3時間〜一晩おく。

ほんのり甘く優しい味の「野菜ブイヨン」

残り野菜を水と一緒にコトコト煮込めば、洋風だしのできあがり。
野菜の切れはしや皮、茎も入れたり、基本の材料に好みの野菜を加えてもOK。

基本の材料

にんじん……1本
玉ねぎ（皮つき）……1個
セロリ（茎と葉）……½本
にんにく（薄皮つき）……1かけ
黒粒こしょう……3粒
ローリエ……1枚
太白ごま油（なたね油やオリーブオイルでも可）……小さじ1
塩……小さじ1
水……1ℓ

作り方

1. にんじん、玉ねぎ、セロリはざく切りにし、にんにくは包丁の背でつぶす。
2. 鍋にごま油を入れ、1を軽く炒める。
3. 2に分量の水、ローリエ、黒粒こしょう、塩を加え、ふたをして強火にかける。煮立ったら、弱火にして、ふつふつするかしないかの火加減で1時間ほど煮込む。
4. ローリエを取り出し、自然に冷めたらざるでこし、ふたつきの容器で保存する。

習慣になれば簡単！　本格派「かつお・昆布だし」

本格的なかつおと昆布のだしを使えば、スープの味が格段にアップ。だしのうまみのおかげで調味料を控えめにできるほか、高価な食材を使わなくてもおいしいスープが作れます。どんな素材でも雑味がなく、失敗しない「かつお・昆布だし」のとり方をご紹介します。

材料

かつお節（花かつお）

……１つかみ（15～18g）

昆布（8㎝角）……１枚

水……１ℓ（差し水100㎖を含む）

作り方

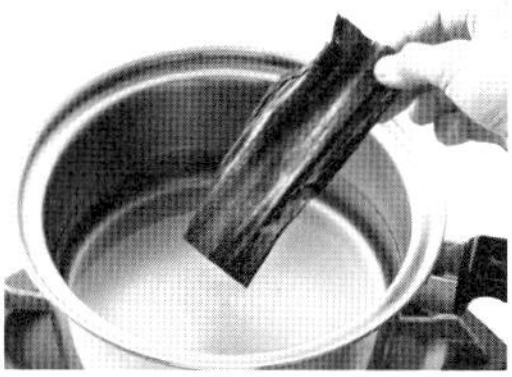

1 鍋に水900㎖と昆布を入れ、強めの弱火にかける。しばらくすると昆布が浮いてくる。

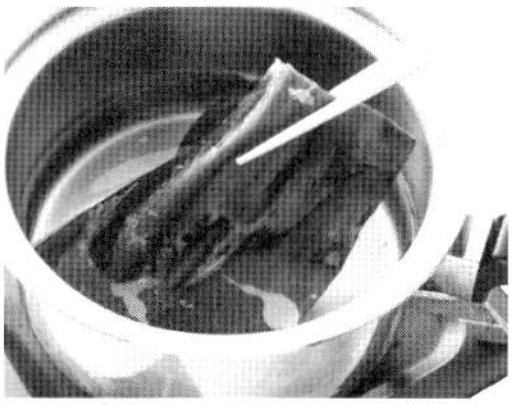

2 昆布からサワサワと泡が出てきたら、沸騰する直前で昆布を取り出す。

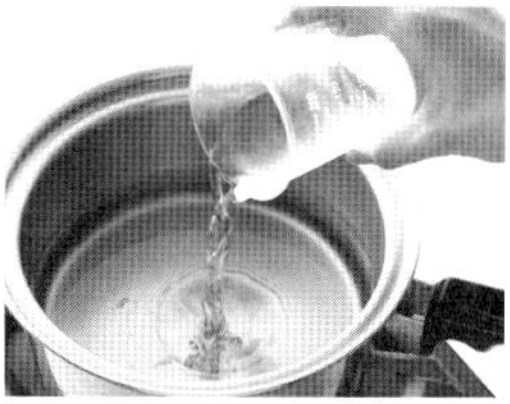

3 火を止め、差し水をして温度を90℃くらいに下げる。

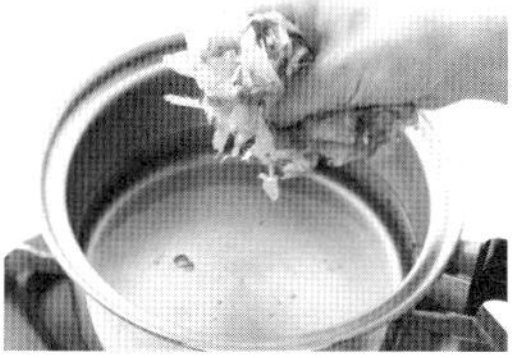

4 **3**にかつお節を入れて2分おく。かつお節は、火にかけないほうがおいしいだしがとれる。

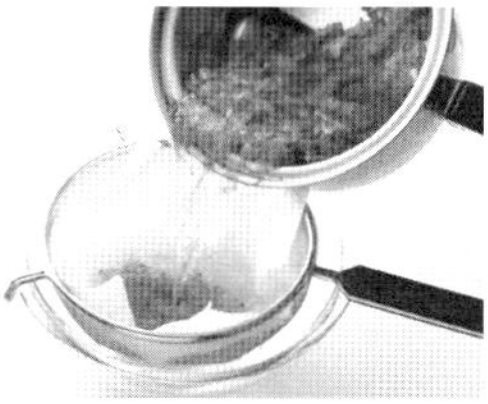

5 キッチンペーパーを敷いたざるで**4**をこす。自然に冷めたら、ふたつきの容器で保存する。

◎昆布は煮すぎるとぬめりが出て、だしが海藻臭くなるので注意。

◎だしに使った昆布やかつお節は小さく刻み、佃煮や煮物などに使ってもよい。

◎昆布やかつお節は上質なものを使ったほうが雑味がなく、おいしい。

電子レンジで3分！　スピード「かつお・昆布だし」

電子レンジを利用すれば、自然派かつお・昆布だしが簡単にとれます。
時間があまりないというときに便利なので、ぜひ試してみてください。

材料

かつお節（花かつお）

……１つかみ（15g）

昆布（5㎝角）……１枚

水……400㎖

作り方

1 耐熱ボウルに昆布、かつお節、分量の水を入れてラップをふんわりかける。

2 **1**を電子レンジで3分ほど加熱し、キッチンペーパーを敷いたざるでこす。自然に冷めたら、ふたつきの容器で保存する。

朝ジュース×夜スープダイエットの
Q＆A

Q 朝ジュース×夜スープ生活は、どのくらい続けると効果が出ますか？

A 始めて３日目くらいから、からだが軽くなったりお通じがよくなったりと、効果を実感する人もいますが、すぐには効果を感じられない人もいます。体質や体調、食べる時間や量、頻度、生活習慣によって個人差があります。まずは朝ジュース×夜スープ生活に慣れるまで、１週間は続けてみてください。

朝ジュース×夜スープダイエットの最終目的は、食習慣を改善してやせやすいからだをつくることです。長年の生活で身についた食習慣を変えるには、それなりの時間が必要です。しかし、よい食習慣が身につけば、あとは継続するだけ。これから先の人生をもっと美しく生きるための体質改善という気持ちで取り組むと、やる気が出て、楽しく続けられると思います。

Q 朝は定食を食べる習慣があり、ジュースだけではお腹がすきそうです……。

A 野菜やフルーツで作った生ジュースには食物繊維や水分がたっぷり含まれているので、コップに１～２杯飲めば、充分にお腹を満たすことができます。とくに、「排泄の時間」である朝は、消化に負担のかからない食事を摂り、排泄力を高めることが大切です。また、前日の夕食から10時間ほど経過しているので、急にたくさんの量の食事や炭水化物を摂ると血糖値が急激に上がり、インスリンが大量に分泌されて脂肪を蓄えやすくなってしまいます。朝は消化のよい生ジュースを飲むことこそが、ダイエット効果を高める方法なのです。

Q ミキサー以外の道具でもジュースは作れますか？

A ジュースを作る道具には、ミキサーのほかにジューサー、ハンドミキサー、おろし器などいくつかの種類があります。ミキサーは食材をまるごと砕いてジュースにするので、皮や実の繊維などの栄養もまるごと体内に取り込むことができて、ダイエットにはおすすめです。一方、ジューサーは食材を絞ってジュースにするので、さらっとした飲み口になりますが、せっかくの食物繊維がカスとして取り除かれてしまいます。ハンドミキサーは場所をとらずに便利ですが、にんじんなどの固い食材を砕くと、ざらっとした口あたりのジュースになり、飲みにくいのが難点。おろし器は手軽ですが、すりおろすのに時間がかかって力もいるので、毎朝のこととなると、ジュース生活を続けることがストレスに感じるかもしれません。無理にミキサーを購入する必要はありませんが、最近は3000円台でも性能のよいミキサーが発売されているので、検討してみるのもよいでしょう。

Q 野菜やフルーツを冷凍しても酵素は変化しませんか？

A 酵素が活発に働く温度は、37℃前後といわれています。冷凍することで酵素が壊れるかどうかは、食材や冷凍の方法によりますが、冷凍の状態では酵素の働きは期待できません。冷凍したフルーツをジュースに使うときは、冷蔵や常温の食材を多めにミックスするとよいでしょう。とくに、バナナやパイナップルなどの余った分を冷凍しておけば、はちみつなどの糖分の代わりに加えてビタミンやミネラルも補うことができるので重宝。朝ジュースを継続するためには、冷凍食材を活用するのも有効だと思います。

Q 早く体重を落としたいので、お昼も野菜スープだけにしてもいいですか？

A 夕食も昼食も野菜スープだけにすると、炭水化物、たんぱく質、脂質などのからだに必要な栄養が摂れず、栄養不足になってしまいます。その結果、代謝が悪くなり、ダイエットの効果も得られなくなります。ごく短期間のプチ断食程度ならＯＫですが、体質改善を目的とした長期のダイエットでは、おすすめできません。お昼は、朝ジュースと夜スープで摂りにくい、肉や魚、大豆製品などのたんぱく質を補いましょう。たんぱく質は脂肪を燃やす筋肉の材料となるので、筋肉が落ちることなく、ダイエット効果を持続させることができるでしょう。

Q 市販のスープなら、どのようなものがよいですか？

A スープを作るのが面倒なときは、市販のスープで代用してもＯＫです。野菜が多く、低カロリーなものを選びましょう。材料に肉類を使っているものは、調理の過程で質の悪い脂質が潜んでいたり、調理から時間が経って食材が酸化している場合もありますので、ダイエット中は避けたほうが無難です。

夜８時前に食べるスープなら、脂肪を燃やしてからだを温める赤唐辛子やスパイスを使ったものや、からだを温めるみそを使ったものなどがおすすめです。定番のオニオンスープや卵スープ、わかめスープを購入し、その中にラー油や酢を加えて酸辣湯《サンラータン》風にすれば、即席の脂肪燃焼スープに。刻みねぎや、チューブ入りのしょうがやにんにくを加えれば、さらなる効果が期待できます。高たんぱく・低カロリーで消化吸収のよい豆腐を加えれば、食べ応えもあり、満足感が高まります。夜８時以降の食事は、炭水化物や動物性たんぱく質、脂質を控え、大豆製品や野菜中心の消化のよいスープにするとよいでしょう。

Q 短期集中プログラムの「デトックス期」は、なぜ２日間なのでしょうか？

A 本来はデトックス期を３日間にするのが理想です。それによって代謝のパターンが変わり、脂肪が燃えやすくなるといわれています。ジュースのみの断食に慣れている場合は、デトックス期を３日間として、残りの11日間を脂肪燃焼期にあててもよいでしょう。しかし、２週間の短期集中プログラムは、ストレスなく続けることが大切です。初めての方は最初の２日間をデトックス期にすると、スムーズに進められると思います。１日目の夜から２日目のお昼あたりがいちばんつらく感じますが、２日間で終了というゴールが近くにあれば、無理なく乗り越えられるでしょう。その期間が過ぎると、不思議とお腹がすかなくなり、からだが軽く感じられ、味覚がさえて食べものの味を敏感に感じられるようになるはずです。

Q おつき合いで夜が外食になるときは、どんなことに気をつければいいですか？

A 基本は、脂質の多い料理を控えて低カロリーの食事を心がけること。和食、魚料理などが理想です。パスタやピザ、ハンバーグ、ピラフなど、高カロリーの洋食やカフェメニュー、調理に油を使うことが多い中華などは避けましょう。

居酒屋などでは、まず選びたいのがサラダや野菜スティックです。食物繊維が豊富で、アルコールによる肝臓への負担を軽減してくれるほか、糖質の吸収をゆるやかにして血糖値の急上昇を防いだり、余分な脂肪の排出を促す働きがあります。また、代謝を高める発酵食品のキムチ、もずくなどの酢のものもおすすめ。

とくに気をつけたいメニューは、から揚げ、フライドポテト、コロッケ、揚げ豆腐など、高脂肪･高カロリーの揚げ物です。肝臓に脂肪が蓄積されやすく、肝臓のアルコール分解力も下がります。逆に低脂肪・高たんぱくな冷や奴、焼きししゃも、焼き鳥なら砂肝やレバー、胸肉を選べば、肝臓への負担は軽減されます。

そして、おいしい料理をお腹いっぱい食べたら、翌日のケアがとても肝心です。余分な栄養が体脂肪にならないように、糖質やたんぱく質、脂質を控え、野菜中心の食事にしましょう。

Q ダイエットの目標を達成したあとは、どんな食事にすればリバウンドを防げますか？

A ダイエット成功後のスリムな体型を維持するには、からだがそのときに必要とする栄養をきちんと取り入れることが肝心です。ダイエット終了直後の復食期の朝と昼はダイエット中と同じで、朝はジュース、昼は好きなものでＯＫ。昼は三大栄養素である炭水化物、たんぱく質、脂質もしっかり摂りましょう。夜は消化のよい野菜スープにお粥（茶碗½杯以下）などを加えながら、少しずつ普段の食事に近づけていきます。極力、炭水化物の量は控えて、腹八分目にし、寝る３時間前までに食べ終えるように心がけて。ダイエット期間と同じだけ、この復食期を設けるとよいといわれますが、忙しい現代人にとって、それは至難の業。昼食は活動量に合わせて量を調整し、夕食は早め控えめを守れば、それほど気にしなくてもよいでしょう。

復食期が終わったあとも、不足しがちなビタミンやミネラル、酵素を意識して取り入れることが大切です。身近に出回っている加工食品やインスタント食品、精製された食品（白米、白砂糖、白いパン、うどん、パスタなど）ではこれらの栄養素が摂りにくく、代謝が上がらず肥満を招く原因にもなるので気をつけて。理想は、みそ汁、玄米、納豆、漬物、刺身やサラダなどの和定食スタイルです。さらに、朝ジュース×夜スープを基本にした生活を長く継続すると、よりやせやすい体質に改善されるでしょう。

おわりに

今、振り返ってみますと、子供の頃も、そして20kgのダイエットに成功したときも、その後の体重をキープするときも、陰ながら私のからだを支えてくれたのは、朝ジュースと夜スープでした。幼少時代は庭の畑で穫れた旬の野菜たっぷりの朝ジュースと夜のみそ汁が、我が家の定番メニューでした。本書では、前作の『酵素たっぷりで「やせ体質」になる！「朝ジュース」ダイエット』では少ししか触れることができなかった夜スープについて詳しく執筆することができ、とても嬉しく思っています。

この「朝ジュース×夜スープダイエット」は、とにかくダイエットを続けられることにこだわって、手間のかからないスープの作り方や豊富なアレンジ例、冷え、便秘、むくみなどの減量中によくある症状をケアするスープなど、減量を成功に導く、多くの情報を掲載しています。効果を実感できて手間いらず、そのうえおいしい、そんな一石二鳥、三鳥の欲張りなジュースとスープはできないかと、何度も試行錯誤を繰り返し、ようやくできあがったレシピばかり。面倒くさがりで飽き性な私らしいダイエット法です。

もちろん、長年の生活で身についた食習慣を変えるのは、とても大変なことだと思います。でも、もしその食習慣を続けたせいで代謝が下がり、それがやせられない原因になっているとしたら……。やはり、今こそ気持ちを新たに、生活を少し変えてみることが、減量はもちろん、健康というとても大きな財産につながると思うのです。

毎日、社会の中で多くの人と関わっていれば、おつき合いで食べなければいけないときや、出されたものを残せないときもあるでしょう。でも、たとえそのことが原因で少し太ったとしても、「朝ジュース×夜スープダイエット」で調整すればいい。そんな自分なりのダイエットルールがあれば、気持ちに余裕が生まれ、「食べたら太る」という恐怖心からも解放され、毎日の食事がもっと楽しい時間になるでしょう。そして、日々がなんとなく過ぎるようなことがなくなり、季節の移り変わりや、自分のからだが出すさまざまなサイン、心の声にも、自然に耳をかたむけることができるようになるはずです。

今もこれからも、加齢は止めることはできないけれど、自分のからだをきれいで健康な状態にメンテナンスすることは、誰にでもできることだと思います。もちろん、今からでも遅くないですし、それは「自分の人生をきちんと生きていく」ということだと私は信じています。

みなさまの将来が、もっとキラキラと輝く、充実したものになりますように。この本が少しでも力になれたら、とても嬉しいです。

最後に、本書を完成まで導いてくださった関係者のみなさま、そして何より、この本を手にしてくださった読者のみなさま、心からの感謝を申し上げます。本当に、ありがとうございました。

2012年10月30日

藤《ふじ》井《い》香《か》江《え》

参考文献

『栄養成分の事典「図解」オールカラー 改訂新版』則岡孝子（監修）（新星出版社）
『完全図解版 食べ物栄養事典』中嶋洋子（監修）・蒲原聖可（監修）・阿部芳子（監修）（主婦の友社）
『最新 体にいい栄養と食べもの事典』青野治朗（監修）・松尾みゆき（監修）（主婦の友社）
『病気にならない人の 食べるクスリの本』板倉弘重（監修）（永岡書店）
『もっとからだにおいしい野菜の便利帳』白鳥早奈英（監修）・板木利隆（監修）（高橋書店）
『「酵素」が免疫力を上げる!』鶴見隆史（著）（永岡書店）
『デトックス 話題の毒出し健康法』デトックス研究会（編）（双葉社）
『フルーツで野菜で!　生ジュースダイエット』ナターシャ・スタルヒン（著）（講談社）
『朝だけ!　酵素ジュースダイエット』鶴見隆史（著）（毎日コミュニケーションズ）
『ファスティングダイエット』山田豊文（監修）（アスキー・コミュニケーションズ）
『今あるがんに勝つジュース』済陽高穂（監修）（新星出版社）
『フィット・フォー・ライフ 健康長寿には「不滅の原則」があった!』
ハーヴィー・ダイアモンド（著）・マリリン・ダイアモンド（著）（グスコー出版）
『「5色の野菜」カラダ革命』中沢るみ（著）（静山社）
『体脂肪を燃焼させる太らない食べ方』（枻出版社）
『100歳までボケない朝一番の簡単スープ』白澤卓二（著）（徳間書店）
『毒出し 脂肪燃焼ダイエットスープ』岡本羽加（指導）（主婦の友社）
『酵素で腸年齢が若くなる!』鶴見隆史（著）（青春出版社）
『やせる!　毒出しホットジュース』松生恒夫（監修）（マキノ出版）
『毒出しジュースダイエット』松生恒夫（監修）（マキノ出版）
『病気にならない!　体を温める食材とレシピ』石原結實（著）（日本実業出版社）
『ダイエット・クロワッサン 痩せる食べ方』（マガジンハウス）
『3日で毒素排出』酒井美佐子（監修）（イーストプレス）
『代謝力を上げる「食」の本』本多京子（監修）・岡部正（監修）・中原雄一（監修）・
米井嘉一（監修）・佐藤務（監修）（オレンジページ）
『汚れた腸が病気をつくる 腸をクリーンにする究極的方法』
バーナード・ジェンセン（著）（ダイナミックセラーズ出版）

著者略歴

藤井香江（ふじい・かえ）

1975年生まれ。カクテル＆ジュースコーディネーター、美容編集＆ライター。10代後半に、それまで続けていた激しい運動をやめたとたんに太り始め、50kgだった体重が70kgに。一念発起してダイエットを決意し、さまざまなメソッドに挑戦するも、ことごとく失敗。体調をくずしたのを機に、毎朝、フルーツや野菜の生ジュースを飲む「朝ジュースダイエット」をスタートし、半年で20kgの減量に成功。その後、「夜スープ」も本格的に取り入れ、16年間、体重・体型を維持している。著書には『ココロとカラダにやさしい　今夜の飲みもの』（日東書院本社）、『フルーツ＆野菜のフレッシュジュース――たっぷり酵素で代謝をUP！』（主婦の友社）、『酵素たっぷりで「やせ体質」になる！「朝ジュース」ダイエット』（講談社）がある。自身のブログ「KAE's美容レシピ」（http://ameblo.jp/kae-recipe/）では新しいレシピを更新中。

ブックデザイン／**中川まり**（ジン・グラフィック）
撮影／**青砥茂樹**（本社写真部）
スタイリスト／**野澤優香**

講談社の実用BOOK

デトックス&脂肪燃焼《しぼうねんしょう》　ダブル効果《こうか》でやせる!

朝《あさ》ジュース×夜《よる》スープダイエット

2012年10月30日　第1刷発行
2014年 7 月 9 日　第7刷発行

著者　藤《ふじ》井《い》香《か》江《え》

発行者　鈴木 哲

発行所　株式会社講談社
〒112-8001　東京都文京区音羽2-12-21
電話　編集部 03-5395-3529
販売部 03-5395-3625
業務部 03-5395-3615

印刷所　日本写真印刷株式会社

製本所　株式会社国宝社

ISBN978-4-06-299776-8